教育部人文社会科学研究青年基金项目"增长与控制：健康中国背景下医疗费用制衡体系构建研究（项目编号：17YJCZH180）"

经济与管理

—

增长与控制

——健康中国背景下医疗费用制衡体系构建研究

王雪蝶　著

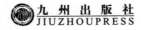

九州出版社

JIUZHOUPRESS

图书在版编目（CIP）数据

增长与控制：健康中国背景下医疗费用制衡体系构
建研究／王雪蝶著. --北京：九州出版社，2023.9
ISBN 978-7-5225-2083-4

Ⅰ.①增… Ⅱ.①王… Ⅲ.①医疗费用—研究—中国
Ⅳ.①R199.2

中国国家版本馆 CIP 数据核字（2023）第 233368 号

增长与控制：健康中国背景下医疗费用制衡体系构建研究

作　者	王雪蝶　著
责任编辑	蒋运华
出版发行	九州出版社
地　址	北京市西城区阜外大街甲 35 号（100037）
发行电话	（010）68992190/3/5/6
网　址	www.jiuzhoupress.com
印　刷	唐山才智印刷有限公司
开　本	710 毫米×1000 毫米　16 开
印　张	13
字　数	162 千字
版　次	2024 年 3 月第 1 版
印　次	2024 年 3 月第 1 次印刷
书　号	ISBN 978-7-5225-2083-4
定　价	85.00 元

前　言

　　健康中国背景下，医疗费用制衡体系的构建已成应有之义。如何抑制医疗费用的过快增长、不合理增长成为医疗费用制衡体系构建的重中之重。作为卫生政策体系的核心突破口，为了有效构建医疗费用制衡体系，医疗保险支付方式改革可发挥"牵一发而动全身"的作用。头顶着医疗费用控制的光环，疾病诊断相关分组付费（Prospective Payment System based on Diagnosis Related Group System，以下简称"DRGs付费"）这一公共契约模式现已成为国内外医疗费用制衡体系构建领域的热点话题。基于DRGs付费改革深入研究医疗费用制衡体系构建问题，可助力医疗保险支付方式改革、推动医疗卫生体制深水区改革。

　　凭借着显著的制度设计优势，DRGs付费这一医疗费用制衡方式被世界各国纷纷引入。不过令人意外的是，一些国家虽然选择引入DRGs，但并未将其应用于付费领域；一些国家虽然选择试点DRGs付费，但并未取得成功；一些国家则曾经直接反对选择使用DRGs付费。DRGs付费的试点与推广过程中产生了大量的交易费用，如何降低交易费用需要政府、市场、社会领域的多方利益相关者共同协作。但是实践层面，交易费用这一重要因素尚未引起足够重视，多方利益相关者之间的互动更是遭遇了种种难题。为此人们需要思考：在医疗费用控制与医疗服务绩效提升的基础上，加入交易费用的比较，如何选择医疗费用制衡方式？如何降低交易费用，实现医疗费用制衡体系构建领域的协同治理？政府、市场、社会领域多方协同治理主体之间的关系如何？为此，本书对医疗费用制衡体系构建问题研究进行深入剖析，重点探索医疗费用制衡方式的选择与治理问题，具体内容如下。

首先，将DRGs付费这一医疗费用制衡方式与按服务项目付费、按病床日付费、总额预付制等其他医疗费用制衡方式进行比较。一是构建契约选择的理论分析框架。本研究不仅需要比较DRGs付费与按服务项目付费、按病床日付费、总额预付制等医疗费用制衡方式在医疗费用控制与医疗服务绩效评价方面的效果，更需要实现各个医疗费用制衡方式在交易费用方面的比较。本研究基于交易费用领域的威廉姆森契约选择理论分析框架，在其基础上进行补充与完善，从而用于医疗费用制衡方式选择方面的理论分析。二是在修正后的契约选择理论分析框架的指引下，在分析交易主体、交易客体的特征之后，运用博弈模型对医疗费用制衡体系构建领域核心交易主体的行为路径进行模拟分析，进而发现能否控制医疗卫生费用的不合理增长和过快增长、能否有效发挥激励作用、能否降低交易费用成为医疗费用制衡方式选择的关键影响因素。三是基于医疗卫生费用控制、激励机制、交易费用三个层面对DRGs付费、按服务项目付费、总额预付制、按病床日付费四种医疗费用制衡方式进行综合比较。

其次，对国内外医疗费用制衡体系构建的协同治理实践进行梳理及发现。一是在回顾国外医疗费用制衡体系构建的基础上，选取商业医疗保险模式的美国、国家医疗保险模式的澳大利亚、社会医疗保险模式的德国作为典型代表国家，就典型代表国家在降低交易费用方面的治理措施进行比较，进而发现一定的医疗费用制衡体系构建治理经验：加强政府相关职能部门的领航作用，构建专属法律法规体系；完善市场的资源配置功能，优化协商谈判机制；强调社会组织的重要性，成立独立的专业化的中介机构。二是系统梳理中国医疗费用制衡体系构建的相关政策文件，总结归纳出相关政策的变迁历程：大致经历了酝酿、萌芽、启动三个阶段。实践层面，DRGs 的学术探索、单病种付费/按病种付费的前期探索为 DRGs 付费这一医疗费用制衡方式的试点与推广提供了可能性，北京市、云南省禄丰县的医疗费用制衡体系构建在降低交易费用方面做出了一定的本土化探索，受益于政府相关职能部门、市场主体、社会力量的积极参与，协同治理成为中国医疗费用制衡体系构建领域的一大特征：政府相关职能部门发挥着主导作用，市场机制为医疗费用制衡体系构建注入动力与活力，社会组织在医疗费用制衡体系构建中的重要作用日趋增强。

再次，以山东省 Y 市为例，聚焦医疗费用制衡体系构建的实践过程，发现协同治理的现行状态并对这一状态做出解释。本研究重在关注政府、市场、社会领域多方利益相关者之间的互动关系。本项研究对协同治理领域的经典理论分框架——SFIC［Starting Conditions（起始条件），Facilitative Leadership（催化领导），Institutional Design（制度设计），Collaborative Process（协同过程）］理论模型进行了一定程度的修订，将其用于医疗费用制衡体系构建领域。借助修订后的协同治理理论分析框架，研究发现现阶段中国医疗费用制衡体系构建协同治理面临种种难题：政府层面，缺乏针对医疗费用制衡体系构建的专项法律法规，执行费用与监督费用居高不下；病种分组、成本定价、权重设定等方案设计不合理，难以降低信息费用与谈判费用；政府财政投入结构有待优化，信息费用有待进一步降低。市场层面，医疗费用制衡体系构建领域逐利性与公益性之间的矛盾难以调和，谈判费用与执行费用居高不下；市场功效在医疗费用制衡体系构建领域尚未得到充分发挥，信息费用、监督费用仍有下降空间。社会层面，社会组织的独立性较差，降低交易费用的功效甚微；社会组织于医疗费用制衡体系构建的专业性不足，降低交易费用的能力有待提升。在政府、市场、社会领域多方利益相关者的关系层面，政府过多干预致使医疗费用制衡体系构建领域多元利益相关者之间的关系并不对等。同时，当前的组织架构未能发挥网络联结的作用。

最后，针对多方利益相关者的角色、职能以及它们之间的关系，优化医疗费用制衡体系构建协同治理的具体路径应围绕政府、市场、社会领域多方利益相关者的职责以及相互之间的良性互动，着眼于交易费用的降低来展开：充分发挥政府相关职能部门的催化引导功能，法治是关键依托，可以大幅降低执行费用与监督费用；完善病种分组、成本定价、权重设定等方案设计，可以有效降低信息费用与谈判费用；优化政府财政支出结构，补齐信息短板，可以最大限度地降低信息费用。需要充分明确市场在医疗费用制衡体系构建领域资源配置的重要地位，打破僵局，实现公益性与逐利性在医疗费用制衡体系构建领域的有效平衡，最大限度地降低谈判费用与执行费用；充分发挥市场在医疗费用制衡体系构建领域的医疗卫生资源配置功能，有效降低信息费用与监督费用；培育和推动社会组织的发展，加大医疗费用制衡体系构建领域社会组织的扶持力度，使其真正具有独立性，切实降低交易费用；提高社会组织的专业性，增强其降低医疗费用制衡体系构建交易费用的能力。构建医疗费用制衡体系构建领域协同主体之间的良性伙伴关系，打破政府管控，实现政府、市场、社会领域多方利益相关者之间的权力平衡，构建科学合理的组织架构。

目　录
CONTENTS

第一章

导　论

2016年10月25日，中共中央、国务院印发《"健康中国2030"规划纲要》，纲要指出：推进健康中国建设，是全面建成小康社会、基本实现社会主义现代化的重要基础，是全面提升中华民族健康素质、实现人民健康与经济社会协调发展的国家战略，是积极参与全球健康治理、履行2030年可持续发展议程国际承诺的重大举措。未来15年，是推进健康中国建设的重要战略机遇期。近几十年来，中国医疗卫生费用持续攀升，中国医疗卫生制度面临巨大的财务风险。伴随中国医疗卫生模式由重治疗的"疾病医学"向重预防的"健康医学"转变，在生物医学模式基础上建立的医疗卫生制度，迫切需要在制度目标和运行结构等方面进行改革，医疗费用制衡系统的构建已成应有之义。健康中国背景下，如何抑制医疗费用的不合理增长、过快增长已经成为各国政府、卫生从业人员、卫生领域学者乃至普通国民关注的焦点话题。医疗费用制衡体系构建问题研究实乃一项动态性、复杂性的系统工程，而现有国内外研究大都仅仅就医疗费用制衡体系构建领域的一个或几个方面进行有针对性的阐述，缺乏全面、系统的审视思路。为弥补这一遗憾，本研究基于疾病诊断相关分组付费（Prospective Payment System based on Diagnosis Related Group System，以下简称"DRGs付费"）改革这一热点话题，以动态的发展眼光深入分析医疗费用制衡体系构建领域的焦点问题，寻求关键性的影响因素，力求针对性地提出更具可操作性的对策和建议。

医疗保险对于医疗卫生服务的战略性购买是现代医疗保障领域政府、市场与社会的一大理性选择，在国际上又被称为"公共契约模式"①。《"健康中国 2030"规划纲要》提出，要全面推进医保支付方式改革，积极推进按病种付费、按人头付费，积极探索按 DRGs 付费和按服务绩效付费，形成总额预算管理下的复合式付费方式，健全医保经办机构与医疗机构的谈判协商与风险分担机制。在医疗费用制衡体系的构建过程中，医疗保险支付方式改革问题研究这一议题虽小，实则却揭开了医疗费用制衡体系构建面临的种种难题。良好的卫生政策体系需要调控五个方面的内容，即筹资、支付、组织、规制与行为②。社会医疗保险制度自产生之日起，便面临多重风险，其中社会医疗保险基金的支付风险最大。作为卫生政策体系的核心环节，为了有效构建医疗费用制衡体系，医疗费用制衡方式的选择可以发挥"牵一发而动全身"的功效，医疗费用制衡体系构建势在必行。医疗费用制衡方式的选择与治理顺应了医疗费用制衡体系构建的需要，可为医疗卫生体制"深水区"改革找到一个新的突破口。为此，对医疗费用制衡体系构建问题进行深入探讨，对于构建医疗费用制衡体系具有重要的研究意义。

凭借着显著的制度设计优势，DRGs 付费这一公共契约模式逐渐被世界各国纷纷引入，尤其是经美国国会"大张旗鼓"地对 DRGs 付费加以立法并且大力推广之后。然而，综合各国医疗费制衡体系构建实践情

---

① OECD. The Reform of Health Care：a Comparative Analysis of Seven OECD Countries［R］. Paris：Organisation for Economic Cooperation and Development，1992：19—27.

② Marc J. Roberts，William Hsaio，Peter Berman and Michael R. Reich. Getting Health Reform Right：a Guide to Improving Performance and Equity［M］. Oxford University Press，2003：153—197.

况可以发现，如果对 DRGs 付费这一医疗保险支付方式加以近距离观察，就会发现大大小小的不少问题。有些国家和地区虽然尝试引入 DRGs，但并未将其应用于医疗保险付费领域；有些国家和地区虽然选择试点 DRGs 付费，但并未取得成功；有些国家和地区则直接反对使用 DRGs 付费这一医疗费用制衡方式。

头顶着医疗卫生费用控制与医疗服务绩效评价的光环，医疗费用制衡方式产生的交易费用并未引发学术界的关注。医疗费用制衡体系构建过程中，基础数据的收集及整理耗费了巨大的信息费用；病种分组、成本定价、权重设定等方案设计以及调整过程产生了反反复复的谈判费用；制度的试点与推广促生了一定的执行费用；方案实施后，防止病种升级、推诿患者、甄选病情等机会主义行为的发生需要大量的监督费用。与纯粹的市场型交易不同，医疗费用制衡体系构建过程中催生了大量带有政治型交易与管理型交易的色彩①。所以，在医疗费用制衡体系构建过程中，交易费用（如信息费用、谈判费用、执行费用、监督费用等）的降低需要政府相关职能部门（如医保部门、财政部门、卫生部门）、市场主体（如医疗服务机构、商业保险公司、软件公司等）、社会主体（如社会组织、参保对象）等多方利益相关者共同协作，一齐发挥协同治理的作用。

---

① 弗鲁博顿，芮切特. 新制度经济学：一个交易费用分析范式[M]. 姜建强，罗长远，译. 上海：格致出版社，2015：37.

第一节　研究缘起

一、研究背景

（一）全球医疗费用支出急剧增长，医疗费用制衡体系构建面临巨大挑战

全球医疗卫生费用呈现出逐年上涨的支出态势，医疗费用制衡体系的构建面临诸多难题。20 世纪 60 年代开始，ISSA（国际社会保障协会）、OECD（经济合作与发展组织）、ILO（国际劳工组织）、WHO（世界卫生组织）及 EC（欧洲共同体）开始关注医疗卫生费用的不合理增长、快速增长问题，并陆续在全球范围内展开调研。进入 21 世纪，世界卫生组织报告的数字证明：医疗卫生费用占全球 GDP 国内生产总值的比重已经从 1948 年的 3%，上升到近 10%，成为令各国政府头疼的大问题。日本健康保险自 1993 年出现赤字以来，费用漏洞呈逐年扩大之势。法国医疗保险费用赤字自 20 世纪 90 年代开始，以每年 200 亿法郎的速度增长，财政支出捉襟见肘，现已超出欧盟规定的警戒上限[①]。为了有效应对医疗保险基金支付危机，减轻财政压力，构建科学合理的医疗费用制衡体系，世界各国纷纷开展医疗卫生体制改革，并将重点放于医疗费用制衡方式的选择层面。

中国自改革开放以来，医疗卫生领域依然采用国家主导模式，但与之前不同的是，医疗卫生领域的发展重点有所变化，由"重预防"转

---

① Cutler DM. The Economics Of Health System Payment［J］. De Economist, 2006, 154（01）：1—18.

向"重医疗"。在这种发展导向下，中国医疗卫生费用支出急剧上升，"看病难、看病贵"问题凸显。王绍光在研究中发现，以市场为导向的中国医疗体制改革加剧了医疗费用上涨，降低了弱势群体对医疗卫生服务的汲取能力①。新医改虽然对中国低收入群体看病贵起到了改善作用，但没有改善其他群体看病贵的状况②。

就住院费用而言，自 2012 年起，中国城镇职工基本医疗保险、城乡居民基本医疗保险的次均住院费用和住院率均呈现持续升高的发展趋势（见图 1-1、图 1-2）。

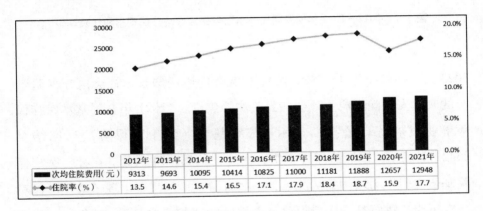

	2012年	2013年	2014年	2015年	2016年	2017年	2018年	2019年	2020年	2021年
次均住院费用（元）	9313	9693	10095	10414	10825	11000	11181	11888	12657	12948
住院率（%）	13.5	14.6	15.4	16.5	17.1	17.9	18.4	18.7	15.9	17.7

图 1-1　2012—2021 年城镇职工基本医疗保险次均住院费用和住院率③

截止到 2021 年底，中国城镇职工基本医疗保险的次均住院费用为 12948 元，住院率为 17.7%；城乡居民基本医疗保险的次均住院费用为

① 王绍光等．政策导向、汲取能力与卫生公平[J]．中国社会科学，2005（6）：101—120，207—208．
② 孟庆跃．建设以人为本的卫生服务体系[J]．中国卫生政策研究，2015，8（10）：1—4．
③ 参见《2021 年全国基本医疗保障事业发展统计公报》．

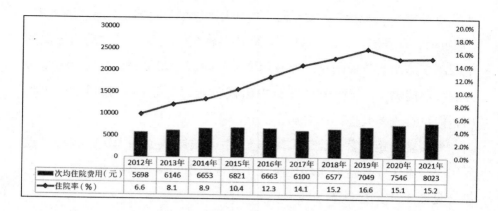

图 1-2　2012—2021 年城乡居民基本医疗保险次均住院费用和住院率①

8023 元，住院率为 15.2%。医疗卫生费用快速增长，社会医疗保险基金的底线安全问题成为社会各界关注的焦点。《2021 年全国基本医疗保障事业发展统计公报》显示，统筹基金（含生育保险）当期结存 2542.77 亿元，累计结存（含生育保险）17685.74 亿元。在社会医疗保险基金支付压力增加的情况下，一些省份或地区甚至出现了禁止参保对象在下半年进行社会医疗保险基金报销的"权宜之计"，以免社会医疗保险基金余额不足影响政府绩效考核。诸如此类的现象，已经引起了参保对象的种种不满，亟须采取各种有效措施应对医疗卫生费用的过快增长、不合理增长，构建医疗费用制衡体系。

（二）医疗费用制衡方式被广泛选择，交易费用的攀升催生协同治理需求

1983 年，美国确定了 DRGs 付费模式作为 Medicare 的支付方式②。

---

① 参见《2021 年全国基本医疗保障事业发展统计公报》.

② Fetter R B, Shin Y, Freeman J L, et al. Case Mix Definition By Diagnosis - Related Groups[J]. Medical Care, 1980, 18 (2): 1—53.

由于医疗服务绩效评价与医疗卫生费用控制效果显著，澳大利亚、德国、英国、韩国、日本等众多国家与地区纷纷引入该模式。不过令人意外的是，有些国家或地区虽然选择研究 DRGs，但并未将其应用于医疗保险付费领域；有些国家或地区虽然选择试点 DRGs 付费，但并未取得严格意义上的成功；有些国家或地区则是直接反对选择使用 DRGs 付费这一医疗费用制衡方式。即便是在发源地美国，也没有出现过医疗费用制衡方式一花独放的局面，历经多年的实践之后，美国许多州在精神类疾病领域放弃使用 DRGs 付费这一公共契约模式，选择恢复了按服务项目付费或按病床日付费等医疗费用制衡方式。中国于 1988 年成立医院管理研究所，致力于研究 DRGs 的中国本土化。然而由于种种局限条件，研究结果表明当时的中国尚不适宜实施 DRGs 付费这一模式①。伴随着全民医疗保险体系的构建，在推进医疗保险支付方式改革的进程中，中国 DRGs 付费的可行性研究工作再次缘起。在单病种付费模式、按病种付费模式有效实施的基础上，部分省份或地区自发探索了 DRGs 付费模式的试点工作。2019 年 5 月，《关于印发按疾病诊断相关分组付费国家试点城市名单的通知》（医保发〔2019〕34 号）下发，开始大力推进 DRGs 付费改革的试点工作，这便意味着中国医疗费用制衡体系构建进入新的阶段。作为一项试点政策，DRGs 付费模式能否为中国大部分省份或地区所选择使用，还有待时间和效果来揭晓最终的答案。

某种医疗费用制衡方式的选择与否，主要看与其他医疗费用制衡方式相比，其能否有效控制医疗卫生费用的不断上涨，能否切实提升医疗服务质量，并在此基础上需要考虑能否有效降低制度成本。也就是说，与其他医疗保险支付方式相比，医疗费用制衡方式的优势是否足够突出，劣势能否加以消除。医疗费用制衡方式经历了"被选择—调整—

---

① 黄慧英. 诊断相关分类法在北京地区医院管理中的可行性研究[J]. 中华医院管理杂志，1994（3）：131—136.

再选择—再调整"的过程，就整体而言，各种医疗费用制衡方式虽然有着良好的医疗服务绩效评价与医疗卫生费用控制优势，但也不可避免地产生了巨大的交易费用，例如，信息费用、谈判费用、执行费用与监督费用都大量存在于制度的试点与推广过程中。如果说医疗卫生费用控制与医疗服务绩效评价是医疗费用制衡方式的优势所在，那么，交易费用的存在便是一大短板，如何降低交易费用必将成为医疗费用制衡方式选择的关键因素。伴随着医疗费用制衡体系构建范围的逐步扩大，交易费用的规模也将逐步攀升，是否选择 DRGs 付费，如何降低交易费用必将成为政策关注的焦点。由于横跨社会医疗保险与医疗卫生服务两大领域，中国医疗费用制衡体系构建涉及政府、市场、社会领域的多方利益相关者，医疗保险机构、医疗服务机构（公立医院、私立医院）、参保对象、卫生部门、财政部门、软件公司、商业保险机构、行业协会等多方利益相关者都将参与其中。中国医疗费用制衡体系构建正处于初级阶段，长期以来"强政府、弱社会"的治理模式必将成为医疗费用制衡体系构建的桎梏，多方利益相关者如何明确自身的角色与职能，以及如何开展互动至关重要。

二、研究问题

综合而言，健康中国背景下，医疗卫生费用的不合理增长给社会医疗保险基金支付带来了重大挑战，对医疗费用制衡体系的构建产生了刚性需求。信息费用、谈判费用、执行费用、监督费用等交易费用的逐渐攀升，使如何有效降低医疗费用制衡体系构建领域的交易费用成为关注的焦点；由于医疗费用制衡体系构建涉及政府、市场、社会领域的多方利益相关者，在降低交易费用的过程中，如何实现多方利益相关者之间的合作共赢成为医疗费用制衡体系构建的焦点。基于以上研究背景，本书的研究任务是，在医疗卫生费用控制以及医疗服务质量提升的基础上，加入交易费用这一影响因素的考虑，论证如何选择医疗费用制衡方式。之后，探索政府、市场、社会领域多方利益相关者之间的互动关系，寻求降低交易费用、达成医疗费用制衡体系构建共识、实现医疗费用制衡体系构建协同治理的发展路径。为此，本书尝试在以下几个层面进行思考。

第一，在医疗卫生费用有效控制、医疗服务质量提升的基础上，加入交易费用这一影响因素的考虑，论证如何选择医疗费用制衡方式。

第二，在医疗费用制衡体系构建过程中，政府、市场、社会领域多方利益相关者之间的互动关系如何？如何降低交易费用，降低制度成本，实现医疗费用制衡体系构建协同治理？

三、研究意义

（一）实践意义

第一，2016 年 10 月 25 日，中共中央、国务院印发《“健康中国 2030”规划纲要》。2019 年 5 月，中国确定了 30 个城市作为 DRGs 付费改革的国家级试点城市。因此，在这个时间节点讨论“医疗费用制衡体系构建”具有较强的时效性，可以助力健康中国的建设，促进医疗费用制衡体系的完善，实践意义明显。医疗费用制衡方式虽然在医疗卫生费用控制与医疗服务绩效评价方面的功效已被认可，但是在 DRGs 付费试点与推进过程中，交易费用是否过高？如何降低交易费用？此类问题尚未引起学术界以及政策层面的足够重视。为此，本书考虑，医疗费用制衡体系构建过程中产生了何种交易费用？如何降低交易费用？对于这些问题的思考与解答，将有助于减少改革过程中产生的交易费用，降低制度试点与推广过程中产生的摩擦力。

第二，本书以山东省 Y 市为例开展案例研究，重在分析医疗费用制衡体系构建的现状，总结归纳医疗费用制衡体系构建的难题，这将有助于探索中国医疗费用制衡体系构建的本土化路径。中国医疗费用制衡体系构建尚处于初级阶段，实践经验尚且不足，只有少数先行试点地区的医疗费用制衡体系构建经验具有一定的参考价值。相比之下，国外医疗费用制衡体系构建协同治理机制较为完善。国外医疗费用制衡体系构建实践历史悠久，选取典型代表国家的协同治理过程进行深入剖析，总结其经验借鉴，将有助于推进中国医疗费用制衡体系构建本土化。

（二）学理意义

第一，交易费用是契约理论体系中一个非常重要的核心概念，不过在医疗费用制衡体系构建领域，这一概念的运用依然捉襟见肘。在医疗费用制衡方式的选择环节，本书引入交易费用领域威廉姆森的契约选择理论这一经典的理论分析框架，并对其进行补充和修订，对于医疗费用制衡方式的选择做出进一步解释，意图增强交易费用的解释力，扩宽交易费用于医疗费用制衡体系构建的解释路径。从这一层面来说，医疗费用制衡体系构建中的医疗费用制衡体系构建问题研究具有较强的学理意义。

第二，中国医疗费用制衡体系构建尚处于初级阶段，医疗费用制衡体系构建刚刚起步，相关治理工作仍处于初级探索阶段。在医疗费用制衡体系构建协同治理分析环节，本书对 SFIC（Starting Conditions, Facilitative Leadership, Institutional Design, Collaborative Process）协同治理理论分析框架进行了补充和修订，以山东省 Y 市为例展开医疗费用制衡体系构建案例研究，意在关注中国当下医疗费用制衡体系构建的协同治理动态，提炼医疗费用制衡体系构建过程中多方利益相关者之间的互动关系，聚焦医疗费用制衡体系构建协同治理难题，探寻未来优化医疗费用制衡体系构建协同治理的发展路径。就这一层面而言，医疗费用制衡体系构建问题研究具有较强的学术前瞻性。

第二节 核心概念

以往有关医疗费用制衡体系构建的相关研究，概念界定存在模糊、不统一的现象，在一定程度上影响了医疗费用制衡体系构建问题研究的针对性和有效性。本研究将关注医疗费用制衡方式的选择与治理问题，迎接医疗费用制衡体系构建研究领域所面临的理论挑战。有鉴于此，本书需要进行准确界定的核心概念有 DRGs 付费、交易费用、协同治理。

一、DRGs 付费

（一）DRGs 付费的渊源与提出

1979 年，耶鲁大学卫生研究中心研究出一种住院病例组合方案，并将其命名为 Diagnosis Related Group System，简称 DRGs[①]，中文意思为疾病诊断相关分组。DRGs 付费是依据疾病分类标准，将住院患者的病种类型按照基本诊断、年龄、性别等多种因素划分为若干病种，每一病种又根据诊疗难度、有无并发症等具体情况划分为不同类型，并对应每一类型制定不同的付费标准，对疾病诊疗的全部花费，相关机构向医疗服务机构支付一定的费用[②]。

（二）DRGs 付费的内涵与外延

DRGs 付费在引入中国的过程中，先后出现过单病种付费、按病种付费、DRGs 付费等相关概念。在单病种付费的界定方面，不同学者有

---

① Anonymous. Medicare Diagnosis-Related Groups [J]. Health Care Financing Review，1996（56）：8—10.
② Butler P W，Bone R C，Field T. Technology Under Medicare Diagnosis-Related Groups Prospective Payment Implications For Medical Intensive Care [J]. Chest，1985，87（2）：229—234.

着自己不同的界定方式①。第一种方式，将单病种付费等同于按病种付费②。第二种方式，将单病种付费看作按病种付费的简化形式，例如，"严格意义上，单病种付费属于按病种分组付费的简约形式，未考虑病例组合"③。第三种方式，将单病种付费与按病种付费区分来看④。第四种方式，从实践中根据已经存在的实施模式将单病种付费加以概念定义⑤。在按病种付费的定义方面，有学者将按病种付费的概念与 DRGs 付费概念等同起来，也有学者将按病种付费的概念与单病种付费的概念等同起来。值得注意的是，在按病种付费的研究中，经常会出现按病种收费的身影。简单而言，"按病种收费是医疗服务机构的按病种收费，而按病种付费是医疗保险的按病种付费"⑥。

实践过程中，自 2003 年开始，中国推出新型农村合作医疗制度之后，便以河南、山西等作为试点省份，开展以单病种限价为主的医疗保险支付方式改革。2009 年，中共中央、国务院下发的《关于深化医药卫生体制改革的意见》明确提出"积极探索实行按人头付费、按病种付费、总额预付等方式"。2011 年 5 月，人力资源和社会保障部下发《关于进一步推进医疗保险付费方式改革的意见》，明确指出："结合住院门诊大病的保障探索按病种付费。"2015 年，中国国内首次公开出版

① 王雪蝶. 疾病诊断相关分组付费改革的公共性问题研究[D]. 济南：山东大学，2021.

② 万华军，肖嵩，罗五金，等. 我国单病种付费定义和理解误区之探讨[J]. 中国卫生经济，2008，27（12）：49—51.

③ 薛迪. 按病种付费的发展和管理关键点[J]. 中国卫生资源，2018，21（1）：27—31.

④ 邸宁，欧维琳，张明. DRGs 付费与单病种付费的区别与运用前景[J]. 医学信息（中旬刊），2010（10）：3004—3005.

⑤ 杨迎春，巢健茜. 单病种付费与 DRGs 预付模式研究综述[J]. 中国卫生经济，2008，27（6）：66—70.

⑥ 赵云. 按病种收费方式与按病种付费方式比较[J]. 中国卫生事业管理，2013，30（11）：808—811.

发行《CN-DRGs 分组方案（2014 版）》，部分地区开展了 DRGs 付费改革试点工作。2017 年 6 月，中国确定以三明市、深圳市和克拉玛依市作为 DRGs 付费试点城市。2019 年 6 月，中国又确定了 30 个城市作为 DRG 付费国家试点城市。

从政策内容来看，单病种限价、单病种付费、按病种付费、DRGs 付费、DRG 付费等概念先后出现；从政策历程来看，按病种付费阶段依然存在单病种付费模式，DRGs 付费阶段依然存在按病种付费、单病种付费模式。为此，本书将单病种付费模式、按病种付费模式看作 DRGs 付费模式的初始模式，即按病种付费模式是单病种付费模式的进阶模式，DRGs 付费模式是按病种付费模式的进阶模式[①]。

二、交易费用

（一）交易费用的渊源与提出

交易费用（Transaction Cost）是契约理论中的一个核心概念，这一概念的提出在经济学史上具有里程碑式的意义。1937 年，科斯在《企业的性质》一文中指出，"使用价格机制是有代价的"[②]，意指市场领域存在着大量的交易费用。

（二）交易费用的类型

有关交易费用的类型划分，不同学者具有自己的划分依据。德尔曼指出，交易费用具体包括搜索信息的费用、协商与决策的费用、契约费用、监督费用、执行费用和转换费用等[③]。威廉姆森则将交易费用划分

---

① 王雪蝶. 疾病诊断相关分组付费改革的公共性问题研究[D]. 济南：山东大学，2021.

② Coase, R. H. The Nature of the Firm[J]. Economica, 1937, 4（16）：386—405.

③ Dahlman, C. J. The Problem Of Externality[J]. Journal Of Legal Studies, 1979, 22（1）：141—162.

为事前交易费用和事后交易费用两部分①。弗鲁博顿、芮切特则将交易费用划分为管理型交易费用、政治型交易费用以及市场型交易费用②。不同学者对于交易费用的类型有着不同的划分标准，德尔曼的划分标准强调了交易费用的发生过程，威廉姆森的划分标准强调了交易费用的发生阶段，弗鲁博顿、芮切特的划分标准则强调了交易费用的发生领域。

（三）医疗费用制衡体系构建领域的交易费用

交易费用在医疗费用制衡体系构建领域的出现频率可谓少之又少，只有极少数的学者对此进行了尝试研究。简伟研在《医疗费用支付制度选择的研究》一文中将交易费用这一概念引入医疗费用制衡体系构建领域，他将交易费用分为两大类：划分交易双方权利的"量度费用"和监督合约履行的"监督费用"③。谢宇等人基于交易成本对 DRGs 的适用条件进行了分析④。更多时候，学者们使用的是经营成本、管理费用、管理成本等相关概念替代了交易费用。如 Ellis 和 Mcguire 在研究中发现，DRGs 付费是一种竞争机制，优胜劣汰的机制迫使医疗服务机构及其管理者努力提高标准化管理和精细化管理的水平，降低经营成本⑤。杨迎春、巢健茜也认为，DRGs 的组内同质性和组间差异性明显，良好的聚类性降低了其管理成本⑥。而张薇薇等人则认为，采取 DRGs

---

① Williamson, O. E. The Economic Institutions Of Capitalism [M]. New York：The Free Press，1985.
② 弗鲁博顿，芮切特. 新制度经济学：一个交易费用分析范式[M]. 姜建强，罗长远，译. 上海：格致出版社，2015：37.
③ 简伟研. 医疗费用支付制度选择的研究[D]. 北京：北京大学，2007.
④ 谢宇，洪尚志，李娜，等. 经济学视角下DRGs的应用条件及国内实践[J]. 中国医院管理，2019，39（2）：65—67.
⑤ Ellis Rp, Mcguire Tg. Hospital Response to Prospective Payent：Moral Hazard, Selection and Practice-Style Effects[J]. Journal of Health Economics，1996（15）：257—277.
⑥ 杨迎春，巢健茜. 单病种付费与DRGs预付模式研究综述[J]. 中国卫生经济，2008，27（6）：66—70.

付费有可能会导致人力成本和管理成本增加等问题①。

　　仔细梳理便可发现，在医疗费用制衡体系构建过程中，产生了大量的交易费用。医疗费用制衡体系构建所需要的基础数据的收集及整理耗费了巨大的信息费用，病种分组、成本定价、权重设定等方案设计过程产生了反反复复的谈判费用，制度的试点与推广促生了一定的执行费用，防止病种升级、推诿患者、甄选病情等机会主义行为的发生需要大量的监督费用。就发生领域而言，除市场型交易费用外，医疗费用制衡体系构建还产生了大量的管理型交易费用以及政治型交易费用。就医疗费用制衡体系构建过程而言，先后产生了信息费用、谈判费用、执行费用以及监督费用等。就医疗费用制衡体系构建的发生阶段而言，信息费用与谈判费用属于事前交易费用的范畴，执行费用与监督费用属于事后交易费用的范畴（如图1-3所示）。

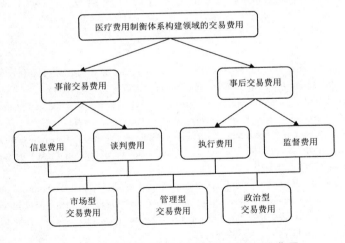

图1-3　医疗费用制衡体系构建领域的交易费用

---

　　①　张薇薇，李国红，张超，等. DRGs作为上海市日间手术医疗保险支付方式的SWOT分析[J]. 中国卫生经济，2015，34（7）：22—24.

三、协同治理

（一）协同治理的概念

关于协同治理的概念，在诸多学者的界定中，尤以 Ansell 和 Gash 的定义最为引人关注，"为了制定与执行公共政策或管理公共项目与财产，一个或多个公共机构连同非政府利益相关者直接参与制定正式的、目标一致的、审慎的共同决策过程"①。

（二）协同治理的内涵与外延

不同学者对于协同治理的内涵强调有所不同。Ansell 与 Gash 突出强调了协同治理的六个组成要素②。其他学者则突出强调了政府的作用③，各参与方话语权和地位的平等性④，个人和组织的自主性⑤，规则的重要性⑥，非政府组织、公民在决策过程中的参与⑦。伴随着研究范围的扩大，协同治理被广泛应用于公共管理领域。

---

① Chris Ansell, Alison Gash. Collaborative Governance in Theory and Practice[J]. Journal Of Public Administration Research And Theory, 2007 (18): 543—571.

② Ansell and Gash. Collaborative Governance in Theory and Practice[J]. Journal of Public Administration Research and Theory, 2007 (18): 543—571.

③ John Donahue, Richard J Zeckhauser. Public - Private Collaboration/Robert Goodin, Michael Moran, Martin Rein. Oxford Handbook of Public Policy[M]. Oxford University Press, 2008: 469.

④ Pepper D Culpepper. Institutional Rules, Social Capacity, and the Stuff of Politics: Experiments in Collaborative Governance in France and Italy[M]. Harvard University, 2003: 3—29. Keon Chi. Four Strategies to Transform State Governance[M]. IBM Center for The Business of Government, 2008: 25.

⑤ Imperial, Mark T. Using Collaboration as a Governance Strategy: Lessons from Six Watershed Management Programs[J]. Administration and Society, 2005, 37 (3): 281—320.

⑥ Simon Zadek. The Logic of Collaborative Governance: Corporate Responsibility, Accountability and the Social Contract[M]. Harvard University, 2006: 3.

⑦ Terry L Cooper, Thomas A Bryer, Jack W Meek. Citizen Centered Collaborative Public Management[J]. Public Administration Review, 2006 (66): 76—88.

（三）医疗费用制衡体系构建领域的协同治理

协同治理的概念正在逐步引入医疗费用制衡体系构建领域，与其相关的"协同配合、分工协作"等字眼频频出现在与医疗费用制衡体系构建相关的政策文件中。国家医保局第四部门联合发面的《关于印发按疾病诊断相关分组付费国家试点城市名单的通知》（医保发〔2019〕34号）指出，要加强相关职能部门之间协同配合，明确各自的角色与责任分工。无论是协同配合、协同配套还是分工协作，都在提倡加强政府、市场、社会领域多方利益相关者之间的协同合作，实现医疗费用制衡体系构建协同治理的内在要求。具体来说，医疗费用制衡体系构建协同治理涉及医疗保险部门、医疗服务机构（医务人员）、参保对象（患者）、政府相关职能部门（财政部门、卫生部门等）、商业保险机构、软件公司、社会组织、参保对象等政府、市场、社会领域的多方利益相关者。

在政府、市场、社会领域众多利益相关者中，第一，医疗费用制衡体系构建必须依靠医疗服务机构、临床医务人员的支持与合作，医疗费用制衡体系构建所需要的相关数据的收集、病种分组、成本定价、权重设定等方案设计需要医疗服务机构、临床医务人员积极配合。医疗费用制衡方式的选择与应用意味着医疗服务绩效评价体系的变化，使医疗服务机构的诊疗过程变得公开、透明，医疗服务机构与临床医务人员最为关心医疗费用制衡方式的试点与推广。第二，医疗保险机构作为医疗费用制衡体系构建领域的第三方支付机构，连接医疗服务机构与参保对象（患者），负责制定与医疗费用制衡体系构建相关的病种分组、成本定价、权责设定等具体详细的设计方案，维护制度的有序运转。在医疗费用制衡方式的试点与推广进程中，医疗保险机构是医疗费用制衡体系构建相关政策的制定者，是最有可能采取行动去制定医疗费用制衡体系构建相关政策的利益相关者，也是最有潜力去影响医疗费用制衡体系构建结果的利益相关者。第三，参保对象（患者）非常关心医疗费用制衡体系构建的实施进程。参保对象是最有可能受到医疗费用制衡体系构建正面影响的利益相关者，也就是医疗费用制衡体系构建最大的受益者。基于此，本书认为医疗保险机构、医疗服务机构、参保对象（患者）是医疗费用制衡体系构建领域的核心利益相关者（如图1-4所示）。

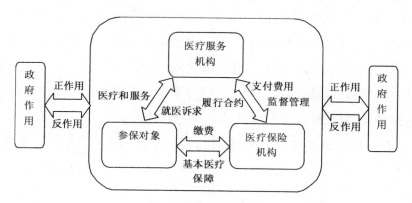

图1-4　医疗费用制衡体系构建领域的核心利益相关者

第三节　研究思路与研究方法

一、研究思路

健康中国背景下，医疗卫生费用的过快增长、不合理上涨促生医疗费用制衡体系构建的刚性需求。医疗费用制衡方式是由政府、市场、社会领域多方利益相关者协商确定的一项公共契约模式，医疗费用制衡体系构建协同治理需要多方利益相关者共同参与。本书共分为两大部分。第一部分重在关注医疗费用制衡方式的选择问题，第二部分重在分析医疗费用制衡体系构建的治理问题。具体的分析步骤如下。

第一步，基于健康中国背景下医疗费用制衡体系构建的刚性需求，提出医疗费用制衡体系构建的必要性，阐明本书的研究问题，界定核心概念，提出研究思路与研究方法。

第二步，基于医疗服务绩效评价、医疗卫生费用控制的视角对医疗费用制衡方式的选择问题进行文献综述，同时基于宏观、微观、中观三个层面对医疗费用制衡体系构建的治理问题进行系统的文献综述。

第三步，在交易费用领域威廉姆森契约选择理论的基础上，进行理论分析框架的补充和完善，基于医疗卫生费用控制、医疗服务绩效评价、交易费用等视角综合比较医疗费用制衡方式的优劣势，论证医疗费用制衡方式的契约选择过程。

第四步，选取商业保险模式的美国、社会医疗保险模式的德国、全民医疗保险模式的澳大利亚作为典型代表国家，分析国外医疗费用制衡体系构建协同治理的实践历程，总结国外医疗费用制衡体系构建协同治理给予中国医疗费用制衡体系构建的经验借鉴。

第五步，系统整理中国医疗费用制衡体系构建的相关政策文件，回顾中国医疗费用制衡体系构建的实践历程，分析典型代表地区的医疗费用制衡体系构建协同治理实践，总结中国医疗费用制衡体系构建协同治理的总体特征。

第六步，基于修正后的协同治理理论分析框架，以山东省 Y 市为例开展案例研究，基于政府、市场、社会领域多方利益相关者的角色与职能以及相互之间的互动关系，分析医疗费用制衡体系构建协同治理现状，聚焦医疗费用制衡体系构建协同治理面临的重要难题。

第七步，预测中国医疗费用制衡体系构建协同治理的发展走向，提出优化医疗费用制衡体系构建协同治理的具体改进路径。

第八步，总结归纳本书的主要研究结论，指出研究局限与不足以及今后研究应该继续思考的问题。本书的整体研究框架如图 1-5 所示。

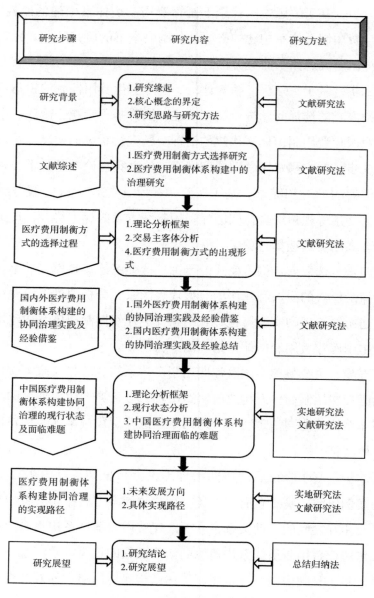

图1-5　本书的整体研究框架

二、研究方法

（一）文献研究法

本书通过对国内外医疗费用制衡体系构建相关文献数据的收集、梳理和分析，全面了解国内外医疗费用制衡体系构建的发展现状与历史，掌握其带来的医疗费用控制效果以及医疗服务绩效提升效果。

1. 资料收集

本书主要收集政府文献、学术文献和个案文献三类资料。

（1）政府文献。通过浏览中华人民共和国人力资源和社会保障部（局）网站、国家医疗保障局（厅）网站，OECD 网站，世界卫生组织网站，美国健康和人类服务部网站，美国 Medicare 和 Medicaid 服务中心网站，德国联邦卫生部网站等，收集国内外有关医疗费用制衡体系构建问题研究的相关资料。

（2）学术文献。中文检索关键词、主题词有疾病诊断相关分组付费、单病种付费、按病种付费、契约选择、交易费用、协同治理等。英文检索关键词、主题词有 DRGs、DRGs-PPS、Transaction Contract、Collaborative Governance 等。

（3）个案文献。包括专题网站以及微信公众号有关医疗费用制衡体系构建的各类报道和相关机构网站有关医疗费用制衡体系构建情况的详细介绍，如国家医疗保障局、清华医疗服务治理等。并通过实地调研，从医疗保险部门、医疗服务机构及相关政府职能部门获取资料，对与医疗费用制衡体系构建相关的政策文件、具体方案与统计报表资料进行概括总结、归纳整理。

2. 资料分析

对文献资料的具体分析方法涉及：①文献综述。系统梳理医疗费用制衡体系构建领域的相关文献，对医疗费用制衡方式的选择问题、治理问题进行详细的研究综述。②博弈分析。在对医疗费用制衡体系构建领域各方交易主体的行为进行文献研究的基础上，动态模拟政府、市场、社会领域核心交易主体的行为路径。③历史研究。主要对国内外医疗费用制衡体系构建的发展历程进行历史回顾。④比较研究。对 DRGs 付费模式与其他医疗费用制衡方式进行比较，对中国典型代表地区、典型代表国家的医疗费用制衡体系构建情况进行比较。

（二）实地研究法

健康中国背景下，医疗费用制衡体系的构建极具复杂性与挑战性。作为一项公共契约模式，医疗费用制衡体系构建问题研究需要依赖定性分析方法来呈现。针对医疗费用制衡体系构建问题研究，本书选择以"过程分析""机制分析"而擅长的定性研究来开展医疗费用制衡方式的选择、医疗费用制衡体系构建的治理等主题分析，以山东省 Y 市为例，使用案例研究法，通过实地调研去发现政府、市场、社会领域多方利益相关者在医疗费用制衡体系构建过程中承担的角色与职责以及相互之间的互动情况。

1. 案例选取

本书的一大研究主题是医疗费用制衡体系构建过程中政府、市场、社会领域多方利益相关者之间的互动关系。在实地调研过程中，为了解多方利益相关者如何开展合作、互动，被访对象的范围涉及医疗保险部门、卫生部门、财政部门等政府相关职能部门，也涉及公立医院以及私立医院的管理人员、临床医务人员，同时还涉及行业协会、商业保险公司、软件公司的管理人员、工作人员，以及参保对象（患者）、专家学者等。所选医疗服务机构涉及的医疗费用制衡方式尽量全面化。山东省 Y 市医疗服务机构付费的模式多种多样，既有较为成熟的 DRGs 付费模式，也有简单可行、实施范围较广的按病种付费模式。

2. 样本案例介绍

医疗费用制衡体系构建协同治理的重要特征即强调政府、市场、社会领域多方利益相关者的积极参与。在医疗费用制衡体系构建过程中，政府相关职能部门通过多种途径或形式去调动市场力量、社会力量，力求实现医疗费用制衡体系构建协同治理。实地调研过程中，选取山东省Y市三家医疗服务机构作为研究样本。所选研究样本涵盖公立医院、私立医院，既有DRGs付费模式也有按病种付费模式，体现出政府、市场、社会领域多方利益相关者之间的合作，且都是Y市医疗费用制衡体系构建的典型单位（见表1-1）。

表1-1 样本医疗服务机构介绍

机构名称	机构性质	机构层级	付费类型
B医院	公立医院	三级甲等	DRGs付费
Y医院	公立医院	三级甲等	DRGs付费
A眼科医院	私立医院	二级甲等	按病种付费

3. 数据收集

在实地调研过程中，与医疗费用制衡体系构建相关的数据收集采用半结构化访谈、观察笔记、电话访谈追踪等方式，除此之外，还包括一些二手资料等。

本书所使用的核心数据是对医疗费用制衡体系构建领域相关人员的半结构化访谈。由于医疗费用制衡体系构建问题研究关注的是政府、市场、社会领域多方利益相关者之间的互动关系，本研究的访谈对象主要包含医疗保险部门、财政部门、卫生部门等政府相关职能部门中的公务人员，医疗服务机构（公立医院、私立医院）中的管理人员、临床医务人员、住院患者，行业协会的工作人员，商业保险公司的工作人员，软件公司的工作人员，以及医疗费用制衡体系构建领域的相关专家学者，他们是政府、市场、社会力量的重要代表。同时，在实地调研过程中，笔者收集了山东省 Y 市医疗费用制衡体系构建进程中能够被公开的文字记录。

第二章

文献综述

本章首先基于医疗服务绩效评价、医疗卫生费用控制的视角对医疗费用制衡方式的选择问题进行文献综述；其次从宏观层面、微观层面、中观层面对医疗费用制衡体系构建的治理问题进行文献综述。

第一节　医疗费用制衡方式的选择问题研究

在全球范围内，医疗卫生费用不断增长，社会医疗保险基金遭遇给付危机。世界各国不断引入并推广医疗费用制衡方式，交易费用渐渐出现在医疗费用制衡体系构建领域，数量日益庞大，开始成为影响医疗费用制衡方式选择的重要考量因素。不过在论证医疗费用制衡方式选择问题时，学术界更多关注 DRGs 付费这一公共契约模式与其他医疗费用制衡方式相比较之下的优势。现有的研究工作主要分为两类，一是基于医疗服务绩效评价视角的研究论证医疗费用制衡方式选择的必要性；二是基于医疗卫生费用控制视角的研究论证医疗费用制衡方式选择的必要性。

一、基于医疗服务绩效评价的视角

（一）国外相关研究

DRGs 最初的引入目的便是着眼于医疗服务机构之间的绩效比较[①]。第一版 DRGs 由美国耶鲁大学 Mill 等人组成的统计学研究团队于 1976年开发完成，资料取自美国新泽西州、康涅狄克州、宾夕法尼亚州共70 万份住院病例，最后将病例划分为 492 个单病种，并以此研究 DRGs在提高医疗服务机构的医疗服务绩效方面的表现[②]。这项研究具有明显的卫生统计学研究特征。之后，医疗卫生与医疗保险领域的学者们纷纷就 DRGs 付费模式的医疗服务绩效评价正负面效应进行相关研究。如Rodrigues[③] 比较了欧洲各国 DRGs 付费这一医疗费用制衡方式在医疗服务机构内外部的医疗服务绩效考核表现。Mistichelli[④] 则分析了美国DRGs 付费模式在医疗服务绩效评价方面产生的负面现象。Beth[⑤] 重点关注了澳大利亚 DRGs 付费模式在医疗服务绩效评价方面的负面效应。此类研究得出了不同的研究结果，为不同国家或地区是否选择 DRGs 付费这一医疗费用制衡方式提供了重要的理论参考。

在医疗服务绩效评价指标体系中，学者们重点就 DRGs 付费这一医疗保险支付方式在医疗服务质量提升、患者满意度改进方面的表现进行

---

① Busse R，Geissler A，Aaviksoo A，et al. Diagnosis Related Groups in Europe：Moving to-wards Transparency，Efficiency and Quality in Hospitals？［J］. BMJ，2013（346）：3197.

② Fetter R B，Shin Y，Freeman J L，et al. Case Mix Definition by Diagnosis – Related Groups［J］. Medical Care，1980，18（2）：1—53.

③ Rodrigues J M . DRGs：Origin and Dissemination Throughout Europe［M］//Diagnosis Re-lated Groups in Europe. Springer Berlin Heidelberg，1993.

④ Mistichelli J. Diagnosis Related Groups（DRGs）and the Prospective Payment System：Forecasting Social Implications［J］. Georgetown Edu，2001.

⑤ Beth A，Reid，Corinne，Allan，Jean H，Mcintosh. Investigation of Leukaemia and Lympho-ma AR–DRGs at a Sydney Teaching Hospital［J］. The Him Journal，2005，34（2）：34—39.

深入探讨。一项针对儿童哮喘患者进行的专项研究①发现，将研究对象依据按服务项目付费模式与 DRGs 付费模式分为两个对照组，以此验证 DRGs 付费模式下的住院患者所得到的医疗服务质量是否得以提高。一项针对精神类患者的研究发现②，通过设定一系列指标来观察不同医疗费用制衡方式对医疗服务质量的影响，以此验证实施按人头付费模式的住院患者是否比实施 DRGs 付费模式的住院患者所得到的医疗服务质量要低一些。

（二）国内相关研究

国内相关研究主要集中在两个层面，一是国外医疗费用制衡方式在医疗服务绩效评价方面的经验借鉴研究；二是中国医疗费用制衡方式在医疗服务绩效评价方面的效果研究。

第一，国外医疗费用制衡体系构建医疗服务绩效评价方面的经验借鉴研究。这一层面的研究，以美国医疗费用制衡方式在医疗服务绩效评价的相关研究居多。官波对美国 DRGs 付费模式进行了医疗服务绩效分析和评价③。徐小炮等人总结了美国 DRGs 付费模式在医疗服务绩效评价方面取得的成效，并对中国医疗费用制衡体系构建的发展方向给予启示④。除此之外，学者们还介绍了德国、澳大利亚等国家医疗费用制衡方式在医疗服务绩效评价方面的经验借鉴。如周宇等人认为，德国 DRGs 付费模式在医疗服务绩效评价方面之所以取得良好的效果，主要

---

① Puneet K Singhal. Quality of Drug Treatment of Childhood Persistent Asthma in Maryland Medicaid Recipients in Transition from Managed Fee for Service to Managed Capitation [J]. CMCP, 2007, 13（4）：310.

② Ralph A. Catalano. The Impact of Capitated Financing on Psychiatric Emergency Services [J]. Psychiatric Services, 2005, 56（6）：685—690.

③ 官波. 美国医保 DRG 支付方式对我国医保支付方式选择的启示[J]. 卫生软科学, 2004, 18（6）：283—286.

④ 徐小炮，尹爱田，王利燕. 美国 DRGs 支付制度对我国医疗支付方式改革的启示 [J]. 中国卫生经济，2007（3）：76—78.

在于其公开透明的 DRGs 付费制度设计①。澳大利亚 DRGs 付费模式在医疗服务绩效评价方面的效果之所以优异，主要在于其本土化的病种分组、成本定价、权重设定等方案设计②。

第二，中国医疗费用制衡方式在医疗服务绩效评价层面的研究。这一层面早期的研究，学者们更多关注的是医疗费用制衡方式在医疗服务绩效评价方面的正面效应。如马骏认为，在 DRGs 付费的引入阶段，DRGs 付费可以将评价与医疗服务绩效相挂钩，使其真正成为一把衡量医疗服务质量的标尺③。简伟研等人也发现，引入 DRGs 付费使医疗服务绩效评价的可靠性增强④。伴随着 DRGs 付费模式的引入与推广，不少学者开始对 DRGs 付费在医疗服务绩效评价方面的不足进行深入探索。张瑞迪在研究中发现，DRGs 付费单独应用于医疗服务机构医疗服务绩效管理存在一定问题⑤。郝晋等人则认为，主诊医师负责制需要与 DRGs 付费评价指标相结合才可以⑥。

医疗费用制衡方式在医疗服务绩效评价指标体系的构建层面，学者们关注了医疗服务质量、患者满意度等常规性的评价指标，如朱士俊、鲍玉荣基于医疗费用支付方式改革的视角，对医疗费用制衡方式在提高

① 周宇，郑树忠，孙国桢. 德国 DRG 付费制度的借鉴[J]. 中国卫生资源，2004，7（4）：186—187.
② 陆勇. 澳大利亚疾病诊断相关分组预付费模式运作机制及效果评价[J]. 中国卫生资源，2011，14（5）：343—345.
③ 马骏. DRGs 系统新模式的研究[J]. 中国医院管理，1994，14（9）：10—13.
④ 简伟研，胡牧，崔涛，等. 运用疾病诊断相关组进行临床服务绩效评价初探[J]. 中华医院管理杂志，2006（11）：736—739.
⑤ 张瑞迪. 公立医院实施病例组合指数绩效评价的应用探讨[J]. 中国医院管理，2016，36（3）：43—45.
⑥ 郝晋，王力红，李小莹，等. DRGs 与传统指标在主诊组服务能力评价中的比较[J]. 中国医院管理，2016，36（5）：46—48.

住院患者满意度方面的功效进行了详细的介绍①。除了关注医疗服务质量、住院患者满意度等，少数学者将医疗费用制衡方式的激励约束功能单独明确出来。如廖藏宜②通过对比不同医疗费用制衡方式的激励约束效果，证明 DRGs 付费这一医疗费用制衡方式的激励机制更为明显。

二、基于医疗卫生费用控制的视角

医疗费用制衡方式的医疗服务绩效评价研究大多是针对医疗服务机构层面而言的，研究主要存在于医疗卫生领域。当 DRGs 被运用到医疗保险付费领域后，相关研究的关注焦点由医疗服务绩效评价转到了医疗卫生费用控制。Casas③ 和 Busse④ 曾就欧洲较早引入 DRGs 付费模式的国家和后续引入 DRGs 付费模式的国家做了横向比较研究，展示了 DRGs 付费模式的主要功能由医疗服务绩效评价到医疗卫生费用控制的转换历程。出现这一研究局面，主要是因为全球医疗卫生费用呈现出过快、不合理的增长态势，医疗卫生费用控制、医疗费用制衡体系构建成为刚性需求，DRGs 付费模式的试点与推广成为必然⑤。邓小虹⑥分析了北京之所以选择 DRGs 付费模式的原因，发现医疗卫生费用的有效控制是医疗费用制衡方式选择过程中最重要的考虑因素。

---

① 朱士俊，鲍玉荣. 医疗费用支付方式改革：DRGs 简介［J］. 中华医院管理杂志，2006（10）：664—665.

② 廖藏宜. 医疗保险付费对医生诊疗行为的激励约束效果：经济学解释与政策机制［J］. 财经问题研究，2018（3）：28—37.

③ Casas M. Issues For Comparability Of DRG Statistics In Europe：Results From EuroDRG［J］. Health Policy，1991（17）：121—132.

④ Busse R，Geissler A，Aaviksoo A，Etal. Diagnosis Related Groups in Europe：Moving towards Transparency，Efficiency and Quality in Hospitals？［J］. BMJ，2013（346）：3197.

⑤ Aas I H. Incentives and Financing Methods［J］. Health Policy，1995，34（3）：205—220.

⑥ 邓小虹. 北京为什么选择 DRGs［J］. 中国社会保障，2012，15（08）：73—74.

（一）国外相关研究

在医疗卫生费用大幅增长、医疗保险基金面临支付危机的大背景下，学者们对医疗费用制衡方式的医疗卫生费用控制研究投入了足够的研究热情。Grimaldi[①]研究了美国 DRGs 付费模式在降低医疗卫生费用方面的导向作用。Rimler[②]研究了美国 DRGs 付费模式的实际医疗卫生费用控制效果。也有学者将医疗费用制衡方式的医疗卫生费用控制效果研究细化，重点关注医疗费用制衡方式与平均住院天数、病例组合指数等指标的关系。Forgione[③]通过比较 OECD 中十个国家的医疗卫生费用资料库，说明平均住院天数及病例组合指数与 DRGs 付费模式之间的关系。川渊孝一、孟开[④]则就日本厚生省部分医疗服务机构开展 DRGs 付费模式的试行结果与平均住院天数的关系进行深入探讨。

除了关注 DRGs 付费这一医疗费用制衡方式的医疗卫生费用控制效果，也有学者们通过横向研究，综合比较医疗费用制衡方式在医疗卫生费用控制方面的表现。起初学者们更多关注的是按服务项目付费模式与 DRGs 付费模式这两种常见的医疗费用制衡方式，如 Ellis 等人[⑤]的研究中将按服务项目付费模式与 DRGs 付费模式进行了医疗卫生费用控制的比较。后续的研究逐渐把按病床日付费模式、总额预付制模式、按人头

---

① Grimaldi PL, Micheletti JA. Diagnosis Related Groups: a Practitioner's Guide [M]. Pluribus Press, 1982: 38—41.

② Rimler S B, Gale B D, Reeded L. Diagnosis Related Groups and Hospital Inpatient Federal Reimbursement[J]. Radio Graphics, 2015, 35 (6): 1825—1834.

③ Forgione D, Vermeer T. Toward an International Case Mix Index for Comparisons in OCED Countries. Organization for Economic Cooperation and Development[J]. Journal of Health Care Finance, 2002, 29 (2): 38—52.

④ 川渊孝一，孟开. 日本国民医疗费用浅析[J]. 中国卫生产业，2005 (5): 76—77.

⑤ Ellis, R. P, T. G. McGuire. Provider Behavior under Prospective Reimbursement Cost Sharing and Supply[J]. Journal of Health Economics, 1986, 5 (2): 129—151.

付费模式等医疗费用制衡方式加入进来。如托马斯·曼斯基[①]综合比较了 OECD 国家不同医疗费用制衡方式之间的"医疗卫生费用控制技术"，来论证 DRGs 付费这一医疗费用制衡方式是否为最优选择方案。世界银行的一项研究[②]也比较了 DRGs 付费模式与其他医疗费用制衡方式的医疗卫生费用控制效果孰优孰劣。

（二）国内相关研究

在医疗卫生费用的控制效果方面，国内学者起初重点关注了国外医疗费用制衡方式的经验研究，而后转向关注中国 DRGs 付费试点地区的医疗卫生费用控制效果。

第一，国外医疗费用制衡方式的医疗卫生费用控制效果经验借鉴研究。相关研究以美国、德国、澳大利亚等国医疗费用制衡方式所产生的医疗卫生费用控制效果为主。如周宇等人[③]认为，德国 DRGs 付费的方案设计与相关法律法规体系为中国 DRGs 付费模式的试点与推广提供了一定的经验借鉴。徐小炮等人[④]研究了美国 DRGs 付费模式对中国医疗保险支付方式改革的启示，重点分析了美国 DRGs 付费模式实施前后的医疗保险费用增长情况。杨迎春、巢健茜[⑤]对国外医疗费用制衡体系构建进行了系统梳理，主要就其在医疗卫生费用控制方面的效果进行了阐述。

① 托马斯·曼斯基. 医院 DRGs 系统：激励机制与管理策略[J]. 中国医疗保险研究动态资讯，2010（1）：18—23.

② World Bank. Allocation And Purchasing In Developing Countries［M］. Washington D. C. 2004.

③ 周宇，郑树忠，孙国桢. 德国 DRG 付费制度的借鉴[J]. 中国卫生资源，2004，7（4）：186—187.

④ 徐小炮，尹爱田，王利燕. 美国 DRG 支付制度对我国医疗支付方式改革的启示[J]. 中国卫生经济，2007（3）：76—78.

⑤ 杨迎春，巢健茜. 单病种付费与 DRGs 预付模式研究综述[J]. 中国卫生经济，2008，27（6）：66—70.

第二，中国医疗费用制衡方式的医疗卫生费用控制效果研究。相关学者对试点地区 DRGs 付费模式的医疗卫生费用控制效果加以分析。例如，周瑞等人对比了北京市六所试点 DRGs 付费模式的医疗服务机构的关键指标，以此验证试点医疗服务机构住院患者的自付比例与平均住院天数等是否有所下降①。台湾学者黄煌雄等人②研究了台湾首批 DRGs 投入全民健保之后平均住院天数的变化情况。李润萍③对云南省禄丰县 DRGs 付费模式的医疗卫生费用控制效果进行了案例研究。张朝阳④以江苏省淮安市按病种（分值）付费作为典型案例，重点分析了 DRGs 付费模式实施之后，医疗卫生费用的控制效果。苏岱等人⑤对福建省三明市 DRGs 付费模式进行评估，研究 DRGs 付费这一医疗费用制衡方式对平均住院天数的影响是否显著。国内也有学者将 DRGs 付费模式与其他医疗费用制衡方式进行了比较研究。如翟绍果⑥将 DRGs 付费模式、按服务项目付费模式等不同的医疗费用制衡方式在一定程度上组成了连续谱，分析其在医疗卫生费用控制风险等方面形成的曲线形状，以此来指明 DRGs 付费这一模式在控制医疗卫生费用过快增长、保障社会医疗保险基金安全方面的地位与作用。

综合看来，学者们基于医疗服务绩效评价、医疗卫生费用控制视角对医疗费用制衡方式的选择问题进行了深入透彻的研究，揭示了不同国

---

① 周瑞，金昌晓，乔杰，等．从北京市 DRGs 试点看医保费用支付方式改革方向选择［J］. 中国医院管理．2013（3）：1—3.
② 黄煌雄，沈美真，刘兴善．全民健保总体检［M］. 台北：五南图书出版股份有限公司，2012：612.
③ 李润萍．云南禄丰：按疾病诊断相关分组付费［J］. 中国卫生，2017（3）：65—66.
④ 张朝阳．医保支付方式改革案例集［M］. 北京：中国协和医科大学出版社，2016：118—119.
⑤ 苏岱，李浩森，陈迎春，等．三明市公立医院支付方式改革效果评价［J］. 中华医院管理杂志，2017，33（4）：271—274.
⑥ 翟绍果．从医疗保险到健康保障的偿付机制研究［M］. 北京：中国社会科学出版社，2014：70.

家或地区选择或放弃 DRGs 付费这一医疗费用制衡方式的缘由，一定程度上反映了 DRGs 付费模式的试点与推广轨迹。然而，上述研究对于理解医疗费用制衡方式的选择问题并不全面。其一，上述研究虽然关注了医疗费用制衡方式在医疗服务绩效评价方面的表现，但是对于医疗服务绩效评价中极为关键的激励功能，却未能进行深入的探讨。其二，上述研究强调了医疗服务绩效评价、医疗卫生费用控制效果对医疗费用制衡方式选择的影响，忽视了医疗费用制衡方式所带来的交易费用，目前尚未有文献对医疗费用制衡体系构建领域的交易费用（如信息费用、谈判费用、执行费用、监督费用）进行系统梳理。其三，鉴于 DRGs 付费模式的试点与推广范围尚未实现全国层面的扩张，国内相关研究仅仅局限于少数试点 DRGs 付费改革的地区，更多的是对国外 DRGs 付费模式在医疗服务绩效评价与医疗卫生费用控制效果方面的介绍。

第二节　医疗费用制衡体系构建的治理问题研究

伴随着覆盖范围的扩大，在医疗费用制衡体系构建过程中，呈现出"参与主体多元化"的治理面向。具体说来，医疗费用制衡体系构建的治理问题研究可以具体为宏观、微观以及中观三个层面来进行分析。

一、宏观层面：医疗费用制衡体系构建的治理主体关系研究

医疗费用制衡体系构建的治理问题研究，宏观层面的研究更多聚焦于政府相关职能部门对医疗费用制衡体系构建的治理方案与策略，提出了一系列有关政府相关职能部门之间关系模式以及政府相关职能部门与市场主体（医疗服务机构、商业保险公司、软件公司等）、社会力量（行业协会、参保对象等）关系模式的描述性概念。如顾昕以按疾病诊断

组（DRGs）支付为案例，对中国医疗保险支付方式改革进行探索与反思，认为在绝大多数 DRGs 付费改革的试点与推广过程中，存在着科学主义、精英主义、神秘主义①。而仔细梳理中国医疗费用制衡体系构建的相关政策文件可以发现，"协同配合""协同配套""分工协作"等概念频频出现，如《关于控制公立医院医疗费用不合理增长的若干意见》（国卫体改发〔2015〕89 号）提出鼓励推行 DRGs 付费这一医疗费用制衡方式，加强多方利益相关者之间的协同配合；《关于推进按病种收费工作的通知》（发改价格〔2017〕68 号）提出在推进按病种收费模式的过程中，需要建立政府相关职能部门之间分工协作、密切配合的工作机制；《关于印发按疾病诊断相关分组付费国家试点城市名单的通知》（医保发〔2019〕34 号）指出需要加强政府相关职能部门之间的协同配合，明确各自的角色与责任分工。

就宏观层面医疗费用制衡体系构建的治理问题而言，已有文献认为政府相关职能部门对于医疗费用制衡方式的试点与推广存在着"行政主导"与"协同配合"这两种基本态度和治理策略，而前者是医疗费用制衡体系构建协同治理受限的重要原因。此类研究虽然关注了医疗费用制衡体系构建领域政府相关职能部门、市场主体与社会力量的多元互动关系问题，却没有为政府、市场、社会领域多元治理主体之间的合作关系研究提供分析工具。这一层面对于医疗费用制衡体系构建宏观的结构讨论较多，而微观层面的医疗费用制衡体系构建机制研究较少。

二、微观层面：医疗费用制衡体系构建的治理经验模式研究

微观层面的研究以不同国家或地区的医疗费用制衡体系构建实践为

---

① 顾昕. 中国医保支付改革的探索与反思：以按疾病诊断组（DRGs）支付为案例 [J]. 社会保障评论，2019，3（3）：78—91.

基础，对医疗费用制衡体系构建的经验模式进行了深入的探讨，相关研究可分为三个层面。

第一，政府相关职能部门、市场主体、社会力量在医疗费用制衡体系构建治理领域中的角色与功能研究。在这一研究层面，以政府相关职能部门的角色与功能研究居多，并主要集中在政府相关职能部门在立法、制度设计、财政投入等角色方面。如 Tieman 认为，DRGs 付费模式的推广之所以如此顺利，主要归功于 1982 年美国国会通过的一系列法律法规为 DRGs 付费改革提供保障①。Coffey② 和 Drees③ 则分别研究了美国 DRGs 付费模式和澳大利亚 DRGs 付费模式病种分组、成本定价、权重设定等 DRGs 付费方案设定中政府相关职能部门所起到的重要主导作用。Fetter 则对澳大利亚州政府在 DRGs 付费改革领域的财政投入责任进行深入阐述④。鉴于 DRGs 付费制度的设计初衷是将市场机制引入医疗费用制衡体系构建领域，学者们也着重关注了市场机制如何在医疗费用制衡体系构建领域发挥作用。Schrey 研究了德国 G-DRGs 模式中高度复杂的病种分组、成本定价、权重设定等方案设计，如何通过多方参与主体之间的谈判协商而最终确定，从而实现市场机制在 DRGs 付费改革领域的基础性作用⑤。张朝阳以江苏省淮安市为例开展案例研究，首先分析了在 DRGs 付费改革多元监管体系的构建中，如何充分发挥市场

① Tieman J. It Was 20 years ago Today[J]. Modern Healthcare, 2003, 33 (39): 6—10.

② Coffey R M. Case-Mix Information in the United States: 15 Years of Management and Clinical Experience[J]. Case-Mix Quarterly, 1999, 18 (1): 13—26.

③ Drees A. Australian Refined Diagnosis Related, Groups [J]. Deutsche Medizinische Wochenschrift, 2000, 125 (51/52): 1554—1559.

④ Fetter R B. DRGs, Their Design and Development[M]. Health Administration Press, 1991.

⑤ Schrey G G J, Tiemann O, Busse R. Cost Accounting to Determine Prices: How Well do Prices Reflect Costs in The German DRG-System? [J]. Health Care Management Science, 2006, 9 (3): 269—279.

主体的作用①；其次是社会力量的角色与功能研究。Schrey 认为德国 DRGs 付费模式的推进过程中，最大的一项亮点便是成立了独立的研究中心——InEK（Institute for the Hospital Remuneration System），负责研发 DRGs 付费方案，并依据实际情况适时进行修订②。

　　第二，典型代表国家或地区医疗费用制衡体系构建的治理经验研究。在医疗费用制衡体系构建的治理经验研究中，相关研究聚焦于美国、德国、澳大利亚等典型代表国家的医疗费用制衡体系构建的有效经验介绍。Averill 等学者③对美国 DRGs 付费模式的病种分组、成本定价、权重设定等过程进行了仔细的梳理；Drees④ 介绍了澳大利亚 DRGs 付费改革的实施流程，发现各个流程、环节之间相互关联，多方参与主体之间可以实现公开、透明、顺畅的互动与合作。此类文献为其他国家或地区引入 DRGs 付费模式提供了有利的路径参考。国内学者主要着眼于国外医疗费用制衡体系构建对于中国医疗费用制衡体系构建的有利借鉴研

①　张朝阳. 医保支付方式改革案例集［M］. 北京：中国协和医科大学出版社，2016：101—110.

②　Schrey G, Tiemann O, Busse R. Cost Accounting to Determine Prices：How Well do Prices Reflect Costs in the German DRG System？［J］. Health Care Management Science，2006，9（3）：269—279.

③　Averill R F, Muldoon J H, Vertrees J C, et al. The Evolution of Casemix Measurement Using Diagnosis Related Groups（DRGs）［J］. Wallingford：3M Health Information Systems，1998.

④　Drees A. Australian Refined Diagnosis Related, Groups［J］. Deutsche Medizinische Wochenschrift，2000，125（51/52）：1554—1559.

究。如周宇①、王留明②、常峰③、王贺男④等人都先后对德国 DRGs 付
费模式进行过较为深入的研究。崔涛⑤、陆勇⑥、甘银艳⑦等人则介绍
了澳大利亚 DRGs 付费模式的基本情况以及推广过程中的主要经验。伴
随着 DRGs 付费试点范围的扩大，国内学者就中国典型代表地区的
DRGs 付费模式进行了多次探讨。如简伟研等人⑧对北京市按病组付费
初期试点情况和实施效果进行了分析；李润萍⑨对云南省禄丰县 DRGs
付费改革的实践历程以及实施效果进行了系统介绍，为中国广大的农村
地区试点与推广 DRGs 付费模式提供了本土化的经验参考；赵斌⑩则对
江苏省淮安市病种（组）分值结算这一中国原生的 DRGs 系统进行了深
入细致的研究，使其作为本土化的 DRGs 付费模式供其他地区参考；林
倩、王冬⑪介绍了中国台湾 DRGs 付费模式的发展路径以及实施效果；

① 周宇，郑树忠，孙国桢．德国的 DRG 付费制度[J]．中国卫生资源，2004，7（3）：
139—141.
② 王留明，郎文，陶红兵．德国疾病诊断相关分组支付体系的利弊及启示[J]．医学与
社会，2013，26（11）：44—47.
③ 常峰，纪美艳，路云．德国的 G-DRG 医保支付制度及对我国的启示[J]．中国卫生
经济，2016，35（6）：92—96.
④ 王贺男，李芬，金春林，等．德国按疾病诊断相关分组付费制度改革经验及启示
[J]．中国卫生资源，2018，21（3）：275—279.
⑤ 崔涛，王洪源，胡牧等．澳大利亚 DRGs 在北京的实用研究[J]．中华医院管理杂
志，2011，27（11）：849—853.
⑥ 陆勇．澳大利亚疾病诊断相关分组预付费模式运作机制及效果评价[J]．中国卫生资
源，2011，14（5）：343—345.
⑦ 甘银艳，彭颖．澳大利亚疾病诊断相关分组支付制度改革经验及启示[J]．中国卫生
资源，2019，22（4）：326—330.
⑧ 简伟研，卢铭，胡牧．北京市按病组付费初期试点情况和效应分析[J]．中国医疗保
险，2015（3）：52—55.
⑨ 李润萍．云南禄丰：按疾病诊断相关分组付费[J]．中国卫生，2017（3）：65—66.
⑩ 赵斌．中国原生的 DRGs 系统：病种（组）分值结算[M]．北京：社会科学文献出
版社，2019：4.
⑪ 林倩，王冬．中国台湾 DRGs 支付制度介绍及借鉴[J]．中国卫生事业管理，2017，
34（9）：643—645.

李乐乐等人①梳理了云南省玉溪市 10 家试点医院实施 DRGs 付费改革的主要做法与医疗卫生费用控制成效。

第三，医疗费用制衡体系构建的治理难点所在与发展路径研究。Mistichelli② 研究了美国 DRGs 付费模式所产生的众多负面现象，如推诿病患、分解住院等，并提出了具体的医疗费用制衡体系构建监管方法，尤其强调采取相应的改进措施，发挥 DRGs 付费这一医疗费用制衡方式的有效激励机制。Klein③ 对德国 DRGs 付费模式的方案设计提出了具体的改进思路。在国内研究的早期阶段，学者们更多关注按病种付费模式的实践情况。如薛秋霁④曾就新农合领域按病种付费模式的实现路径进行深入的研究；伴随着 DRGs 付费试点范围的扩大，杨燕绥、关翎⑤研究了在试点与推进 DRGs 付费改革过程中，医疗保险经办机构遇到的问题；邱杰等人⑥结合新疆样本医院的实际案例，对 DRGs 付费改革基础数据收集过程中的干扰因素、临床路径与 DRGs 付费改革的关联性等问题进行了深入的分析；胡广宇等人⑦从省、市、县层面，对国内 DRGs 付费改革典型地区进行个案分析，讨论给予中国其他地区医疗费用制衡体系构建的经验和启示；顾昕认为，在中国 DRGs 付费改革领域，解决

---

① 李乐乐，黄成凤；申丽君，等. 玉溪市 DRGs 付费改革评估及对策建议[J]. 中国医疗保险，2019 (6)：39—42.
② Mistichelli J. Diagnosis Related Groups（DRGs）and the Prospective Payment System：Forecasting Social Implications[J]. Georgetown Edu，2001.
③ Klein H U，Scheller K D. Policy Trends and Reforms in the German DRG-Based Hospital Payment System[J]. Health Policy，2015，119 (03)：252—257.
④ 薛秋霁. 新农合按病种付费实现路径研究[D]. 武汉：华中科技大学，2014.
⑤ 杨燕绥，关翎. 医疗服务治理与医保人才需求[J]. 中国医疗保险，2017 (8)：9—11.
⑥ 邱杰，董旭南，斯琴，等. 新医改政策下公立医院实施 DRGs-PPS 的难点分析[J]. 中国卫生信息管理杂志，2013，10 (5)：452—455.
⑦ 胡广宇，刘婕，付婷辉，等. 我国按疾病诊断相关分组预付费改革进展及建议[J]. 中国卫生政策研究，2017，10 (9)：32—38.

推进过程中遇到的各种问题，需要强调市场治理与社会治理的重要性，改善行政治理①。

就微观层面医疗费用制衡体系构建的治理问题而言，这类研究的不足之处在于，规范性研究和概述性研究较多，实证性研究和解释性研究缺乏，较少从基础理论层面建构医疗费用制衡体系构建的理论分析框架或解释逻辑，难以深入和系统地回答为何在政府相关职能部门大力推动的背景下，市场主体、社会参与医疗费用制衡体系构建的治理效果依然欠佳，深入细致的实证研究工作尤其少见。

三、中观层面：医疗费用制衡体系构建的治理环境研究

有少量研究试图突破宏观层面和微观层面分析的局限性，从"制度环境—治理机制—治理后果"的逻辑链条出发，分析医疗费用制衡体系构建面临的制度环境及其引发的治理后果。杨燕绥、廖藏宜②以浙江省金华市 DRGs 付费改革为例，分析医疗保险支付方式改革在中观层面的机制建设。李乐乐③从核心目标、外部效应、内部效应、空间维度和时间维度五个方面，对浙江省金华市"病组点数法"与云南省玉溪市按疾病诊断相关分组（DRGs）付费改革进行综合分析。这一层面的研究指出，制度环境对 DRGs 付费模式的试点与推进产生重要影响，其内涵的技术理性有助于医疗费用制衡体系构建过程中遇到的种种难题。但研究主要还是关注政府相关职能部门的角色转变对医疗费用制衡体系构建产生的影响，未能明确地揭示医疗费用制衡体系构建治理的内部结

---

① 顾昕. 中国医保支付改革的探索与反思：以按疾病诊断组（DRGs）支付为案例［J］. 社会保障评论，2019，3（3）：78—91.

② 杨燕绥，廖藏宜. 医保助推三医联动重在建立机制：以金华医保为例［J］. 中国医疗保险，2017（9）：11—13.

③ 李乐乐. 健康中国战略下我国基本医疗保险支付方式改革政策评估［J］. 宁夏社会科学，2019（5）：125—134.

构特征。

综合看来，医疗费用制衡体系构建的治理问题研究，揭示了政府相关职能部门自上而下的财政激励或行政激励。医疗服务机构、商业保险公司、软件公司等市场主体介入医疗费用制衡体系构建领域，行业协会等社会组织、参保对象（患者）参与医疗费用制衡体系构建以谋求自身利益诉求，一定程度上反映了医疗费用制衡体系构建过程中政府相关职能部门、市场主体、社会力量之间的互动关系变动轨迹。然而，医疗费用制衡体系构建的治理问题研究更多集中在经验模式层面，更多关注了政府相关职能部门、市场主体、社会力量的角色与职能定位，而较少基于"政府相关职能部门—市场主体—社会力量"的关系维度深度探讨医疗费用制衡体系构建的治理问题。已有文献更多关注了政府相关职能部门对医疗费用制衡体系构建的推动作用以及政府相关职能部门在治理体系构建中的作用研究，对医疗费用制衡体系构建的自身运作机理与运作机制缺少足够全面透彻的认识。由于缺乏系统、合理、切实、有效的医疗费用制衡体系构建理论分析框架，难以为理解政府相关职能部门、市场主体、社会力量之间的关系提供基础性、系统性和机制性的分析思路。另外，对于医疗费用制衡体系构建的外部环境也未进行充分的讨论，相关研究亟待推进。

第三节　文献述评

由文献梳理可以发现，已有研究对医疗费用制衡方式的选择问题、医疗费用制衡体系构建的治理问题进行了理论探讨与实践研究，对于这两大研究主题进行了多方位分析，既有的相关研究呈现出以下特点。

一是医疗费用制衡方式的选择问题偏重于对医疗服务绩效评价与医

疗卫生费用控制方面的研究。医疗费用制衡方式的设计初衷是医疗服务绩效评价。在医疗卫生费用大幅增长、社会保险基金支付压力增加的背景下，DRGs 付费这一医疗费用制衡方式已然成为医疗卫生费用控制的一剂良药。诸多学者从医疗服务绩效评价、医疗卫生费用控制的视角，综合比较多种医疗费用制衡方式，对医疗费用制衡方式的优势与不足展开了详细的论证。然而加入交易费用的考虑，对医疗费用制衡方式选择问题进行探讨的文献屈指可数。作为一项公共契约模式，医疗费用制衡体系构建过程中产生了大量的信息费用、谈判费用、执行费用以及监督费用，而这些交易费用尚未有学者对其进行过系统的梳理。如何在医疗服务绩效评价以及医疗卫生费用控制的基础上，加入交易费用的比较，系统开展对医疗费用制衡方式选择问题的研究，探讨有效降低交易费用的实现路径，相关研究仍需细化和完善。

二是中国医疗费用制衡体系构建的本土化问题研究亟待加强。在中国，医疗费用制衡体系构建目前仍处于初级阶段，全面推广尚需时日，因此实践层面的医疗费用制衡体系构建研究相对较少。现有文献多偏重于国外医疗费用制衡体系构建的情况介绍及经验借鉴。中国医疗费用制衡体系构建的局限条件毕竟与西方国家存在较大差异，那么，国外医疗费用制衡体系构建的治理经验是否适用于中国医疗费用制衡体系构建领域？DRGs 付费模式引入初期，鉴于其精细化、市场化的设计机制，曾被学术界当作解决医疗卫生费用不合理增长、提升医疗服务质量的灵丹妙药。然而，伴随着 DRGs 付费改革试点范围的扩大，DRGs 付费改革领域暴露出诸多问题。当前，中国学者们普遍对 DRGs 付费改革在医疗服务绩效评价以及医疗服务质量提升方面寄予厚望，大多数学者在 DRGs 付费改革领域的研究强调的是 DRGs 付费改革治理实践的经验总结，对 DRGs 付费改革治理领域面临的难题、DRGs 付费改革未来的发展方向等问题稍显不足。

　　三是医疗费用制衡体系构建过程中政府、市场、社会领域多方参与主体之间的互动关系需要进一步探讨。医疗费用制衡体系构建问题研究多侧重于单一利益者的能动作用，包括各级政府相关职能部门、医疗服务机构、参保对象（患者）等，忽略了整个医疗保险系统、医疗卫生系统驱动因素与遏制因素之间的互相作用。深入研究医疗费用制衡体系构建中的 DRGs 付费改革问题，应对政府、市场、社会领域各方利益相关者形成的互动关系加强分析，而目前此类研究还是很薄弱。医疗费用制衡方式的试点与推进过程中，政府、市场、社会领域众多利益相关者的利益诉求不同，参与动机不同，导致各种利益盘根错节。政府相关职能部门、医疗服务机构、参保对象（患者）、商业保险公司、软件公司、行业协会等多方利益相关者之间的互动关系极为复杂。由此可见，医疗费用制衡体系构建问题研究绝不是简简单单的技术问题，最为关键的是在政府、市场、社会领域多方利益相关者之间需要建立良好的合作伙伴关系。而学术界有关医疗费用制衡体系构建过程中政府、市场、社会领域多方利益相关者的关系研究还未充分展开，这将影响到治理的深入推进。具体表现为：第一，已有文献将政府相关职能部门视为推进医疗费用制衡体系构建的关键力量，重在分析体系构建如何受到政府相关职能部门的影响，而相对忽视了市场主体、社会力量等非政府主体对医疗费用制衡体系构建的推动作用。第二，已有研究虽然认为医疗费用制衡体系构建很大程度上取决于政府、市场、社会领域多方利益相关者之间的互动，但并未打开多方利益相关者如何进行互动的黑箱。第三，缺乏关于医疗费用制衡体系构建具体现象发生机制的分析工具。对于医疗费用制衡体系构建问题研究而言，什么样的治理要素，通过什么样的治理机制影响医疗费用制衡体系构建中的治理问题，是需要深入挖掘的问题。

　　为此，本书的研究问题是：在医疗服务绩效评价、医疗卫生费用控制的基础上，加入交易费用的比较，如何选择医疗费用制衡方式？如何降低交易费用，实现医疗费用制衡体系构建的有效治理？政府、市场、社会领域多方利益相关者的角色与功能是什么？多方利益相关者相互之间的合作关系如何？医疗费用制衡体系构建的未来发展方向是什么？鉴于此，本书拟在前人研究的基础上，在医疗服务绩效评价、医疗卫生费用控制的基础上，加入交易费用的比较，详细论证医疗费用制衡方式的选择过程。医疗费用制衡体系构建过程中的治理问题研究，拟采用根源分析法开展深入分析，全面探索影响医疗费用制衡体系构建的关键因素，总结归纳影响医疗费用制衡体系构建的根源性因素，剖析影响医疗费用制衡体系构建的驱动要素与遏制要素，确定优化医疗费用制衡体系构建的对策和建议。医疗费用制衡体系构建是政府、市场、社会领域多方利益相关者构成的复杂社会系统。除了宏观外部环境的影响，多方利益相关者的角色与职能、多方利益相关者之间的关系也会对医疗费用制衡体系构建产生重要影响。本研究拟采用定性研究的方式从政府相关职能部门、医疗卫生机构、商业保险公司、软件公司、社会组织、参保对象（患者）等不同利益相关者的视角，分析其拥有的资源，剖析其行为策略。同时在医疗费用制衡体系构建领域，不是囿于单纯地强调政府相关职能部门于医疗费用制衡体系构建的作用，而是加入政府、市场、社会关系的比较。通过对治理问题的剖析，来呈现政府、市场、社会领域多元治理主体的角色与功能以及相互之间的互动关系，并发现这种关系的特征，从而对中国医疗费用制衡体系构建的本土化治理路径提出有针对性的对策和建议。为系统分析政府、市场、社会领域多方利益相关者之间的互动关系以及存在的问题，拟通过专家咨询法，对关键性的利益相关者进行深度访谈以获得相关信息，探讨医疗费用制衡体系构建研究领域的薄弱环节。

第三章

医疗费用制衡方式的选择过程

作为一项公共契约模式，医疗费用制衡方式的选择过程，本质上是将多种医疗费用制衡方式进行比较，细细区分其优势与劣势之后，做出最终选择的过程。医疗费用制衡方式种类繁多，就住院层面而言，常见的支付方式主要有 DRGs 付费模式、按服务项目付费模式、按病床日付费模式、总额预算制模式等。以往的研究在对各项医疗费用制衡方式进行比较的过程中，更多地强调了医疗服务绩效评价与医疗卫生费用控制效果。本章基于契约选择的理论分析框架，在对其进行修订的基础上，综合分析医疗费用制衡体系构建领域交易主体与交易客体的特征，对医疗费用制衡体系构建领域关键利益相关者的行为路径进行分析，总结归纳影响医疗费用制衡方式选择的因素。

第一节 契约选择的理论分析框架

一、威廉姆森的契约选择理论分析框架

表 3-1 威廉姆森的契约选择理论分析框架

交易特征		投资特征		
		非专用	混合	专用
交易频率	偶然	市场治理 （古典契约）	三边治理 （新古典合约）	
	重复		双边治理 （关系型合约）	一体化治理

资料来源：Williamson O. E. The Economic Institutions of Capitalism：Firms，Markets，Relational Contracting Free Press[M]. NewYork：The Free Press，1985.

交易费用理论属于契约理论研究的重要组成部分。与其他契约理论相比，交易费用理论强调信息不对称这一条件。这一点与医疗费用制衡方式的交易特点更为吻合，医疗费用制衡体系构建横跨医疗服务领域与医疗保险领域，信息不完全与不对称现象极为突出，医疗费用制衡体系构建的外部制度非常不完美，也需要更多的监督约束机制使交易过程得以完成。众多的交易费用理论中，威廉姆森的交易维度说最为引人注目。

二、修正后的契约选择理论分析框架

威廉姆森提出的关于契约类型与治理结构匹配的研究，是基于交易费用维度得出的研究结论，这种划分方式在医疗费用制衡体系构建领域

很难落地，可操作性不强。鉴于医疗费用制衡体系构建的实际特征，本书对威廉姆森的契约选择理论分析框架进行了一定程度的修正，以使这一理论分析框架在医疗费用制衡体系构建领域更具操作性（如图3-1所示）。

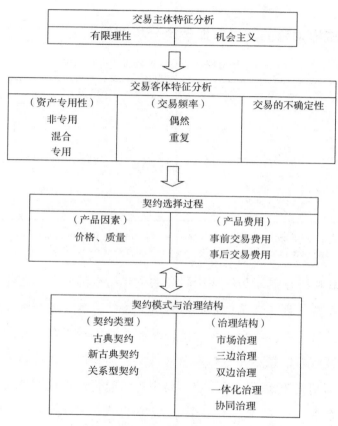

图3-1　修正后的契约选择理论分析框架

依据修正后的契约选择理论分析框架，首先需要对医疗费用制衡体系构建领域交易主体的特征（有限理性、机会主义）加以描述，其次需要对医疗费用制衡体系构建领域交易客体的特征（资产专用性、交易频率、交易的不确定性）进行分析，再次需要基于产品因素（价格、质量）、交易费用（事前、事后交易费用）对医疗费用制衡方式进行比较选择，最后需要依据契约类型（古典、新古典、关系型）提出相应的治理结构（市场、双边、三边、一体化、协同）。考虑到医疗费用制衡方式作为公共契约模式与单纯性的市场契约模式有所不同，医疗费用制衡体系构建更为强调平等、协同、公平、正义、公正、合作、互动的治理理念，本书将协同治理加入了医疗费用制衡体系构建治理结构之中。

第二节　医疗费用制衡体系构建领域的交易主体与交易客体

系统分析医疗费用制衡方式的选择过程，需要在前期各项研究的基础上，在修正后的契约选择理论分析框架及影响要素分析的基础上，确定政府、市场、社会领域各方利益相关者在系统内外部环境因素的影响下对医疗费用制衡体系构建产生的影响。依据修正后的契约选择理论分析框架，本书依次分析医疗费用制衡体系构建领域交易主体的特征、交易客体的特征，而后在此基础上运用博弈模型对医疗费用制衡体系构建领域关键利益相关者的行为路径进行博弈分析，最后基于产品因素与交易费用，论证是否应该在诸多的医疗费用制衡方式中，择优选择 DRGs 付费这一公共契约模式。

一、医疗费用制衡体系构建领域交易主体的特征

（一）有限理性

医疗费用制衡体系构建领域的多方交易主体是有限理性的，这是一大假设前提。医疗保险机构、医疗服务机构、参保对象这三个核心交易主体都是有限理性的。各个交易主体对于医疗费用制衡方式是否被选择并不具备完整的信息，存在信息不对称现象，但是对于不同的医疗费用制衡方式依然具有理性的判断能力，仍可以在不同医疗费用制衡方式之间，综合比较各种影响因素，做出是否选择 DRGs 付费这一公共契约模式的最终决定。

（二）机会主义

医疗费用制衡体系构建横跨医疗服务领域与医疗保险领域，交易主体的机会主义行为多发。其中最重要的原因在于信息不对称导致大量机会主义行为发生①。就逆向选择而言，在医疗费用制衡方式被选择之前，各方交易主体可能出现大量的逆向选择行为，也就是事前机会主义行为。对于政府相关职能部门、市场主体、社会力量而言，基于多种影响因素的考虑，可能出现的逆向选择行为是放弃引入或使用 DRGs 付费模式，转而引入或使用其他医疗费用制衡方式，比如，按服务项目付费模式、按病床日付费模式、总额预付制模式等。就道德风险层面而言，医疗费用制衡方式被选择之后，各方交易主体最有可能出现的机会主义行为便是各种道德风险。其中，医疗服务机构的道德风险影响最大，居于医疗服务市场道德风险"策源地"的地位。具体体现为"病组升级"

---

① 弗鲁博顿，芮切特. 新制度经济学：一个交易费用分析范式［M］. 姜建强，罗长远，译. 上海：格致出版社，2015：130.

"撇脂效应""分解住院"等负面现象①。对于医疗保险机构而言，道德风险更多时候指的是在引入某种医疗费用制衡方式之后，医疗保险机构放弃监管、引导等积极的干预措施，采取不作为、少作为的消极应对措施。对于参保对象而言，道德风险更多地表现为医疗费用制衡体系构建领域肆意延长住院时长，导致医疗卫生费用的不合理支出。

二、医疗费用制衡体系构建领域交易客体的特征

医疗费用制衡体系构建涉及社会医疗保险领域与医疗卫生领域。为此，在分析医疗费用制衡体系构建领域交易客体的特征时，需要分别就社会医疗保险领域、医疗卫生领域的资产专用性、交易频率、交易的不确定性加以分析。

（一）资产专用性

首先，相较于其他公共服务领域，医疗费用制衡体系构建涉及的资产专用性是非常高的。医疗卫生产品的专用性主要体现在药品和医疗器械的使用层面。药品的专用性主要体现为某一种药品只能提供给某一时期内罹患某一种疾病的患者使用，医疗卫生器械亦是如此。其次，医疗费用制衡体系构建涉及的社会医疗保险基金具有较强的资产专用性，社会医疗保险基金只能用于购买参保对象（患者）住院期间所接受的医疗卫生服务，属于特定协议资产。社会医疗保险基金作为专项基金，只能专款专用，任何人、任何机构不能挪作他用。相较于按服务项目付费模式、按病床日付费模式、总额预付制模式等其他医疗费用制衡方式，DRGs付费这一医疗费用制衡方式的资产专用性更高一些。

---

① Berta P, Callea G, Martini G, et al. The Effects of Upcoding, Cream Skimming and Readmissions on the Italian Hospitals Efficiency: a Population – Based Investigation [J]. Economic Modelling, 2010, 27 (4): 812—821.

（二）交易频率

医疗费用制衡方式的交易频率在很大程度上受制于医疗卫生服务的交易频率。医疗卫生服务的交易频率是非常高的，这是因为各类疾病的发生具有较强的突发性、偶然性，为参保对象（患者）提供的医疗卫生服务是经常性、高频次的。参保对象（患者）所面临的疾病风险不仅仅会因为自然灾害、意外事故而发生，而且会受到参保对象（患者）个人生活方式、社会整体环境背景等多重因素的影响。因此，医疗费用制衡方式的交易频率也是经常性、高频次的。由于医疗卫生服务的交易频率较高，医疗费用制衡方式所提供的医疗卫生费用补偿也只能是短期的、高频次的。

（三）交易的不确定性

医疗费用制衡体系构建涉及的医疗卫生服务领域交易的不确定性与社会医疗保险交易的不确定在很大程度上取决于疾病风险的发生概率。首先，为参保对象（患者）提供的医疗卫生服务交易具有非常大的不确定性。参保对象（患者）的诊疗效果具有较强的不确定性，诊疗过程容易出现各种不可预测的风险，不同医疗服务机构、不同科室、不同临床医务人员的专业水平不同，医疗服务质量也具有较大的不确定性。其次，社会医疗保险基金的交易过程具有较强的不确定性。参保对象是否会罹患疾病以及罹患疾病可能带来的健康损失、经济损失是不确定性的。因此，医疗费用制衡方式所提供的医疗卫生费用补偿也是不确定的。

三、医疗费用制衡体系构建领域交易主体行为博弈分析

医疗费用制衡体系构建使得社会医疗保险基金的支付流程更加公开化、透明化，由此带来了社会医疗保险治理模式的转变，参保对象（患者）、医疗服务机构可有效参与到治理过程中，与医疗保险机构一

同发挥治理作用。有鉴于此，在医疗费用制衡体系构建领域，不再简单地将参保对象（患者）和医疗服务机构仅仅看作独立的有限理性人，而认为其可以独立地发挥治理功能。在医疗费用制衡体系构建领域，医疗保险机构、参保对象（患者）、医疗服务机构都可以发挥主观能动性，产生一定的治理功效。

（一）医疗费用制衡体系构建领域博弈模型的基本假设

作为独立的有限理性人，参保对象（患者）一旦发现医疗服务机构在医疗费用制衡体系构建领域的机会主义行为，则可以选择采取一定的治理措施，向医疗保险机构进行举报，维护自身的合法权益，而医疗服务机构也会因为参保对象（患者）的举报受到来自医疗保险机构的经济惩罚。同样，医疗服务机构一旦发现参保对象（患者）在医疗费用制衡体系构建领域的机会主义行为，也可以选择采取一定的治理策略，向医疗保险机构举报，维护自身的合法权益，参保对象（患者）也会因为医疗服务机构的举报受到来自医疗保险机构的经济惩罚。为使医疗费用制衡体系构建领域医疗保险机构、参保对象（患者）、医疗服务机构之间的行为博弈过程更加贴近现实，博弈模型的解释力和说服力更强，具体假设前提如下。

假设前提一：医疗费用制衡体系构建领域机会主义行为的发生主要有四种表现形式，即医疗服务机构单方面产生机会主义行为；参保对象（患者）单方面产生机会主义行为；医疗服务机构与参保对象（患者）之间同时产生机会主义行为，产生合谋；医疗服务机构与参保对象（患者）都不产生机会主义行为。

假设前提二：在医疗费用制衡方式下，参保对象（患者）所需要缴纳的医疗保险费用为 F，参保对象（患者）花费的医疗卫生费用总额为 M，社会医疗保险基金的赔付比例为 a（$0<a<1$），由此可得，参保对象（患者）可得到的社会医疗保险基金赔付总额为 aM，参保对象（患

者）的自付部分为（1-a）M。医疗服务机构的正常经济收入为S。

假设前提三：如果医疗费用制衡体系构建领域某一交易主体产生机会主义行为，便不再同时产生治理行为。同时，一旦医疗费用制衡体系构建领域某一交易主体采取治理措施，便可以发现机会主义行为的存在，参保对象（患者）、医疗服务机构、医疗保险机构所花费的治理费用分别为 V_1、V_2、V_3。

假设前提四：无论医疗费用制衡体系构建领域哪一方交易主体出现机会主义行为，假设向医疗保险机构申请的社会医疗保险基金增加额为 ΔM，在不采取任何治理措施的情况下，医疗保险机构赔付的医疗卫生费用基数为（1+a）ΔM，其中 aΔM 为医疗卫生费用的不合理增长部分，假定 λaΔM 为参保对象（患者）从中得到的经济收益，则（1-λ）aΔM 为医疗服务机构从中得到的经济收益，其中 0<λ<1。如果医疗保险机构采取治理措施，审核出参保对象（患者）或者医疗服务机构存在机会主义行为，便会及时对参保对象（患者）或医疗服务机构进行罚款，罚款金额与社会医疗保险基金欺诈金额成正比关系，假设对参保对象（患者）的经济罚款系数为 K_1，对医疗服务机构的经济罚款系数为 K_2，则对参保对象（患者）的经济罚款数额为 $K_1\Delta M$，对医疗服务机构的经济罚款数额为 $K_2\Delta M$。

（二）医疗费用制衡体系构建领域医疗服务机构与医疗保险机构博弈分析

在医疗费用制衡方式下，当医疗服务机构与医疗保险机构发生双向博弈时，医疗服务机构可供选择的行为策略集是有机会主义行为或无机会主义行为，医疗保险机构可供选择的行为策略集是有治理措施或无治理措施。医疗服务机构与医疗保险机构在医疗费用制衡体系构建领域的双方博弈结果可能会出现四类情况，具体情况如图 3-2 所示。

第一类情况（A_1）：在医疗费用制衡方式下，医疗服务机构发生机

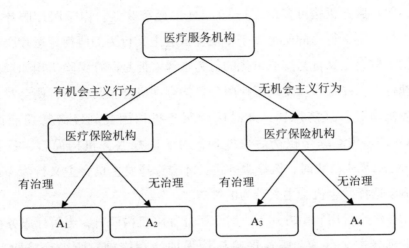

图 3-2 医疗费用制衡体系构建领域医疗服务机构与医疗保险机构博弈树

会主义行为，医疗保险机构采取治理措施。医疗服务机构的经济收益为 $S-k_2\Delta M$，医疗保险机构的经济收益为 $F-aM-V_3+k_2\Delta M$。

第二类情况（A_2）：在医疗费用制衡方式下，医疗服务机构发生机会主义行为，医疗保险机构不采取治理措施。医疗服务机构的经济收益为 $S+(1-\lambda)a\Delta M$，医疗保险机构的经济收益为 $F-aM-a\Delta M$。

第三类情况（A_3）：在医疗费用制衡方式下，医疗服务机构不发生机会主义行为，医疗保险机构采取治理措施。医疗服务机构的经济收益为 S，医疗保险机构的经济收益为 $F-aM-V_3$。

第四类情况（A_4）：在医疗费用制衡方式下，医疗服务机构不发生机会主义行为，医疗保险机构不采取治理措施。医疗服务机构的经济收益为 S，医疗保险机构的经济收益为 $F-aM$。

在医疗费用制衡方式下，对于医疗服务机构而言，如果医疗服务机构不发生机会主义行为，所得经济收益为 S；如果医疗服务机构发生机会主义行为，则会产生社会医疗保险基金欺诈行为，所得经济收益变为 $S+(1-\lambda)a\Delta M$。这样一来，在医疗服务机构发生机会主义行为的情况下，医疗服务机构可多得（1-λ）aΔM的经济收益。由于医疗服务机构发生机会主义行为的所得多于不发生机会主义行为的所得，医疗服务机构发生机会主义行为变成更优的行为选择。但是医疗保险机构如果采取治理行为，并且一旦发现医疗服务机构存在机会主义行为，便会对医疗服务机构进行经济惩罚，此时医疗服务机构因受到经济惩罚而产生 $k_2\Delta M$ 的损失。综合权衡后可发现，对于医疗服务机构而言，只有当（1-λ）$a\Delta M > k_2\Delta M$ 时，医疗服务机构才会选择发生机会主义行为，否则便不会选择发生机会主义行为的策略。

在医疗费用制衡方式下，对于医疗保险机构而言，当医疗服务机构发生机会主义行为，医疗保险机构采取治理措施，所得经济收益为 $F-aM-V_3+k_2\Delta M$；如果医疗保险机构未采取治理措施，则所得经济收益为 $F-aM-a\Delta M$。如果医疗服务机构没有发生机会主义行为，医疗保险机构采取治理措施与不采取治理措施的最终经济收益分别为 $F-aM-V_3$ 和 $F-aM$。

综合分析发现，在医疗费用制衡方式下，对于医疗服务机构而言，只有当（1-λ）$a\Delta M > k_2\Delta M$ 时才会选择发生机会主义行为，否则医疗服务机构便会选择不发生机会主义行为。如果医疗服务机构没有发生机会主义行为，医疗保险机构采取治理措施与不采取治理措施的最终经济收益分别为 $F-aM-V_3$ 和 $F-aM$。对于医疗保险机构而言，如果医疗服务机构发生机会主义行为，采取治理措施为较优选择；如果医疗服务机构不发生机会主义行为，不采取治理措施则为较优选择。

由此可以得出医疗费用制衡体系构建领域医疗服务机构与医疗保险机构的博弈矩阵（见表3-2）。综合来看，医疗费用制衡体系构建领域医疗服务机构与医疗保险机构的双方博弈结果，关键在于医疗保险机构的治理费用 V_3、医疗保险机构因医疗服务机构发生机会主义行为产生的经济损失 $a\Delta M$、医疗服务机构发生机会主义行为增加的经济收益值

$(1-\lambda)a\Delta M$ 与医疗服务机构受到处罚后的经济损失值 $k_2\Delta M$ 的绝对值之间孰大孰小。

表 3-2　医疗费用制衡体系构建领域医疗服务机构与医疗保险机构博弈矩阵

		医疗服务机构	
		有机会主义行为	无机会主义行为
医疗保险机构	有治理	A_1：$[S-k_2\Delta M,\ F-aM-V_3+k_2\Delta M]$	A_3：$[S,\ F-aM-V_3]$
	无治理	A_2：$[S+(1-\lambda)a\Delta M,\ F-aM-a\Delta M]$	A_4：$[S,\ F-aM]$

（三）医疗费用制衡体系构建领域参保对象（患者）与医疗保险机构博弈分析

在医疗费用制衡体系构建领域，当参保对象（患者）与医疗保险机构产生双向博弈时，参保对象（患者）可供选择的行为策略集是有机会主义行为或无发生机会主义行为，医疗保险机构可供选择的策略集是有治理措施或无治理措施。参保对象（患者）与医疗保险机构之间的博弈结果可能会出现四类情况，具体情况如图 3-3 所示。

第一类情况（B_1）：在医疗费用制衡方式下，参保对象（患者）发生机会主义行为，医疗保险机构采取治理措施。参保对象（患者）的经济收益为 $-F-k_1\Delta M-(1-a)M$，医疗保险机构的经济收益为 $F-aM-V_3+k_1\Delta M$。

第二类情况（B_2）：在医疗费用制衡方式下，参保对象（患者）发生机会主义行为，医疗保险机构不采取治理措施。参保对象（患者）的经济收益为 $-F+\lambda a\Delta M-(1-a)M$，医疗保险机构的经济收益为 $F-a\Delta M-aM$。

第三类情况（B_3）：在医疗费用制衡方式下，参保对象（患者）不发生机会主义行为，医疗保险机构采取治理措施。参保对象（患者）

的经济收益为 $-F-(1-a)M$，医疗保险机构的经济收益为 $F-aM-V_3$。

第四类情况（B_4）：在医疗费用制衡方式下，参保对象（患者）不发生机会主义行为，医疗保险机构不采取治理措施。参保对象（患者）的经济收益为 $-F-(1-a)M$，医疗保险机构的经济收益为 $F-aM$。

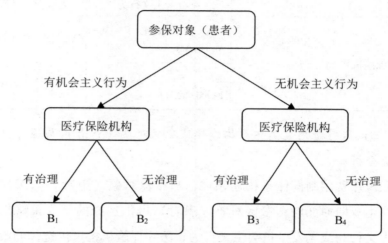

图 3-3　医疗费用制衡体系构建领域参保对象（患者）与医疗保险机构博弈树

在医疗费用制衡方式下，对于参保对象（患者）而言，如果参保对象（患者）不发生机会主义行为，经济收益为 $-F-(1-a)M$；如果参保对象（患者）发生机会主义行为，经济收益变为 $-F+\lambda a\Delta M-(1-a)M$。比较可知，如果参保对象（患者）发生机会主义行为，参保对象（患者）可以多获得 $\lambda a\Delta M$ 的经济收益，于是参保对象（患者）发生机会主义行为成为较优的选择。当医疗保险机构采取治理措施时，如果参保对象（患者）发生机会主义行为，则会对参保对象（患者）进行 $k_1\Delta M$ 的经济惩罚。这样一来，参保对象（患者）在考虑医疗保险机构的行为之后，当 $\lambda a\Delta M>k_1\Delta M$ 时，参保对象（患者）才会选择发生机会主义行为，否则便不发生机会主义行为。

在医疗费用制衡方式下，对于医疗保险机构而言，当参保对象（患者）产生机会主义行为之后，医疗保险机构采取治理行为后的所得经济收益为 $F-aM-V_3+k_1\Delta M$，如果医疗保险机构未采取治理措施，则经济收益为 $F-a\Delta M-aM$；如果参保对象（患者）选择不产生机会主义行为，医疗保险机构采取治理措施与不采取治理措施的最终经济收益分别为 $F-aM-V_3$ 和 $F-aM$。这样一来，当医疗保险机构的治理费用 V_3 小于因参保对象（患者）机会主义行为受到的经济损失 $a\Delta M$ 时，医疗保险机构便会从中受益。

综合分析发现，在医疗费用制衡方式下，当 $V_3<a\Delta M$ 时，对于医疗保险机构而言，医疗保险机构采取治理措施便是较优的选择。如果医疗保险机构采取治理措施，对于参保对象（患者）而言，当 $\lambda a\Delta M>k_1\Delta M$ 时，参保对象（患者）才会选择发生机会主义行为，否则便不发生机会主义行为。如果医疗保险机构不采取治理措施，参保对象（患者）可以多获得 $\lambda a\Delta M$ 的经济收益，则参保对象（患者）一定会选择发生机会主义行为。

由此可以得出医疗费用制衡体系构建领域参保对象（患者）与医疗保险机构的双方博弈矩阵（见表3-3）。医疗费用制衡体系构建领域参保对象（患者）与医疗保险机构的博弈结果，关键在于医疗保险机构的治理费用 V_3、医疗保险机构因发生机会主义行为产生的经济损失 $a\Delta M$、参保对象（患者）发生机会主义行为得到的经济收益 $\lambda a\Delta M$ 以及参保对象（患者）发生机会主义行为受到的经济处罚 $k_1\Delta M$ 值之间孰大孰小。

表3-3 医疗费用制衡体系构建领域参保对象（患者）与医疗保险机构博弈矩阵

		参保对象（患者）	
		有机会主义行为	无机会主义行为
医疗保险机构	有治理	B_1：$[-F-k_1\Delta M-(1-a)$ M, $F-aM-V_3+k_1\Delta M]$	B_3：$[-F-(1-a)M$, $F-aM-V_3]$
	无治理	B_2：$[-F+\lambda a\Delta M-(1-a)$ M, $F-a\Delta M-aM]$	B_4：$[-F-(1-a)M$, $F-aM]$

（四）医疗费用制衡体系构建领域参保对象（患者）与医疗服务机构博弈分析

在医疗费用制衡体系构建领域，当参保对象（患者）与医疗服务机构产生博弈时，参保对象（患者）可供选择的行为策略集是有机会主义行为或无机会主义行为、有治理措施或无治理措施。医疗服务机构可供选择的行为策略集有机会主义行为或无机会主义行为、有治理措施或无治理措施。参保对象（患者）可选择和医疗服务机构是否合谋，同样的，医疗服务机构也可以选择是否合谋。如果参保对象（患者）采取治理措施，向医疗保险机构举报医疗服务机构的机会主义行为，那么医疗服务机构便会受到医疗保险机构的惩罚。同样，如果医疗服务机构采取治理措施，向医疗保险机构举报参保对象（患者）的机会主义行为，那么参保对象（患者）也会受到医疗保险机构的惩罚。这样一来，医疗费用制衡体系构建领域参保对象（患者）与医疗服务机构的博弈结果会出现七大类情况①，具体情况如图3-4所示。

---

① 本书认为当参保对象（患者）有机会主义、医疗服务机构有机会主义时，双方已经结成同谋，故而不发生治理行为。而当参保对象（患者）无机会主义、医疗服务机构无机会主义时，参保对象（患者）、医疗服务机构可以采取治理措施，发挥社会治理的作用。

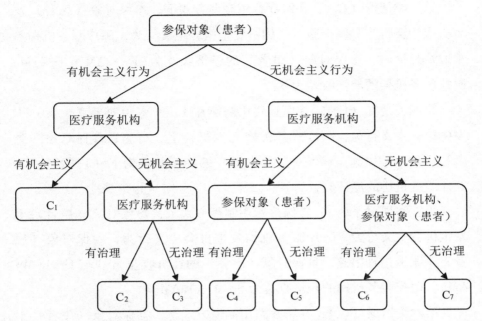

图 3-4　医疗费用制衡体系构建领域参保对象（患者）与医疗服务机构博弈树

注：C_2、C_3 治理的行为主体是医疗服务机构，C_4、C_5 治理的行为主体是参保对象（患者）。C_6、C_7 治理的行为主体是参保对象（患者）或医疗服务机构。

第一类情况（C_1）：在医疗费用制衡方式下，参保对象（患者）发生机会主义行为，医疗服务机构发生机会主义行为，参保对象（患者）与医疗服务机构结成同谋，参保对象（患者）与医疗服务机构均无治理措施。参保对象（患者）的经济收益为 $-F+\lambda a\Delta M-(1-a)M$，医疗服务机构的经济收益为 $S+(1-\lambda)a\Delta M$。

第二类情况（C_2）：在医疗费用制衡方式下，参保对象（患者）发生机会主义行为，医疗服务机构不发生机会主义行为，医疗服务机构采取治理措施。参保对象（患者）的经济收益为 $-F-k_1\Delta M-(1-a)M$，医疗服务机构的经济收益为 $S-V_2$。

59

第三类情况（C_3）：在医疗费用制衡方式下，参保对象（患者）发生机会主义行为，医疗服务机构不发生机会主义行为，医疗服务机构不采取治理措施。参保对象（患者）的经济收益为$-F+\lambda a\Delta M-(1-a)M$，医疗服务机构的经济收益为$S$。

第四类情况（C_4）：在医疗费用制衡方式下，参保对象（患者）不发生机会主义行为，医疗服务机构发生机会主义行为，参保对象（患者）采取治理措施。参保对象（患者）的经济收益为$F-(1-a)M-V_1$，医疗服务机构的经济收益为$S-k_2\Delta M$。

第五类情况（C_5）：在医疗费用制衡方式下，参保对象（患者）不发生机会主义行为，医疗服务机构发生机会主义行为，参保对象（患者）不采取治理措施。参保对象（患者）的经济收益为$-F-(1-a)(M+\Delta M)$，医疗服务机构的经济收益为$S+(1-\lambda)a\Delta M$。

第六类情况（C_6）：在医疗费用制衡方式下，参保对象（患者）不发生机会主义行为，医疗服务机构发生机会主义行为。参保对象（患者）、医疗服务机构采取治理措施①。参保对象（患者）的经济收益为$-F-(1-a)M$或$-F-(1-a)M-V_1$，医疗服务机构的经济收益为S或$S-V_2$。

第七类情况（C_7）：在医疗费用制衡方式下，参保对象（患者）不发生机会主义行为，医疗服务机构发生机会主义行为，参保对象（患者）、医疗服务机构均不采取治理措施。参保对象（患者）的经济收益为$-F-(1-a)M$，医疗服务机构的经济收益为S。

综合分析发现，在医疗费用制衡方式下，当$k_2\Delta M<(1-\lambda)a\Delta M$时，对于医疗服务机构而言，在参保对象（患者）发生机会主义行为的情况下，医疗服务机构选择发生机会主义行为，医疗服务机构与参保对象

---

① 参保对象（患者）、医疗服务机构有治理行为指的是两方利益相关者之间任意一方采取治理措施或者双方同时采取治理措施。

（患者）同谋，医疗服务机构的经济收益为 $S+(1-\lambda)a\Delta M$，大于医疗服务机构选择不发生机会主义行为时的经济收益 S，由此，发生机会主义行为成为医疗服务机构的较优选择；如果参保对象（患者）选择不发生机会主义行为，而医疗服务机构选择发生机会主义行为，医疗服务机构利用其信息优势占有的额外经济收益并未被参保对象（患者）发现，此时医疗服务机构的经济收益为 $S+(1-\lambda)a\Delta M$；如果参保对象（患者）选择不发生机会主义行为，而医疗服务机构选择发生机会主义行为，参保对象（患者）发现医疗服务机构的机会主义行为并向社会医疗保险机构进行举报，此时医疗服务机构的经济收益为 $S-k_2\Delta M$。所以当 k_2 $\Delta M<(1-\lambda)a\Delta M$ 时，不管参保对象（患者）采取何种行为，医疗服务机构获得的额外收入总能大于其受到的惩罚，此时的医疗服务机构会选择发生机会主义行为。而对于参保对象（患者）而言，在医疗服务机构选择发生机会主义行为的情况下，参保对象（患者）可以选择发生或者不发生机会主义行为，如果参保对象（患者）选择发生机会主义行为，参保对象（患者）与医疗服务机构同谋，则参保对象（患者）可得的经济利益为 $-F+\lambda a\Delta M-(1-a)M$。如果参保对象（患者）不发生机会主义行为，在其无法发现医疗服务机构机会主义行为的情况下，参保对象（患者）会因支付额外增加的医疗卫生费用而利益受损，此时参保对象（患者）的经济收益为 $-F-(1-a)(M+\Delta M)$；如果参保对象（患者）不发生机会主义行为，并向医疗保险机构成功举报医疗服务机构的欺诈行为，参保对象（患者）的经济收益为 $-F-(1-a)M-V_1$。

在医疗费用制衡方式下，当 $V_1<(1-a)\Delta M$ 时，参保对象（患者）选择发生治理措施，参保对象（患者）的经济收益为 $-F-(1-a)M-V_1$。反之，参保对象（患者）不采取治理措施，参保对象（患者）的经济收益为 $-F-(1-a)(M+\Delta M)$。有关 V_2，对于医疗服务机构而言，如果参保对象（患者）发生机会主义行为，医疗服务机构不发生机会主义行

为，在没有医疗保险机构介入的情况下，医疗服务机构选择采取治理措施，医疗服务机构得到正常的经济收益 $S-V_2$；医疗服务机构选择不发生机会主义行为也不采取治理措施，医疗服务机构的经济收益为 S。所以，不管 V_2 的大小如何，医疗服务机构在不发生机会主义行为的情况下，只要医疗服务机构采取治理措施就会产生负的经济收益。

由此便可以得出医疗费用制衡体系构建领域参保对象（患者）与医疗服务机构的博弈矩阵（见表3-4）。医疗费用制衡体系构建领域参保对象（患者）与医疗服务机构的博弈结果，关键在于参保对象（患者）的治理费用 V_1、参保对象（患者）因发生机会主义行为产生的经济损失 $(1-a)\Delta M$、参保对象（患者）发生机会主义行为得到的经济收益 $\lambda a\Delta M$、参保对象（患者）因发生机会主义行为受到的经济处罚值 $k_1\Delta M$、医疗服务机构发生机会主义行为得到的经济收益 $(1-\lambda)a\Delta M$、医疗服务机构因发生机会主义行为受到的经济处罚值 $k_2\Delta M$ 之间孰大孰小。

表3-4　医疗费用制衡体系构建领域参保对象（患者）与医疗服务机构博弈矩阵

		医疗服务机构	
		有机会主义行为	无机会主义行为
参保对象（患者）	有机会主义行为	C_1［医疗服务机构、参保对象（患者）无治理］： ［$-F+\lambda a\Delta M-(1-a)M$, $S+(1-\lambda)a\Delta M$］	C_2［医疗服务机构有治理］： ［$-F-k_1\Delta M-(1-a)M$, $S-V_2$］ C_3（医疗服务机构无治理）： ［$-F+\lambda a\Delta M-(1-a)M$, S］
参保对象（患者）	无机会主义行为	C_4［参保对象（患者）有治理］： ［$F-(1-a)M-V_1$, $S-k_2\Delta M$］ C_5［参保对象（患者）无治理］： ［$-F-(1-a)(M+\Delta M$, $S+(1-\lambda)a\Delta M$］	C_6［医疗服务机构、参保对象（患者）有治理］： ［$-F-(1-a)M$ 或$-F-(1-a)M-V_1$, S 或 $S-V_2$］ C_7［医疗服务机构、参保对象（患者）无治理］： ［$-F-(1-a)M$, S］

（五）医疗费用制衡体系构建领域参保对象（患者）与医疗服务机构、医疗保险机构三方博弈分析

综合以上三种分析结果，在医疗费用制衡体系构建领域，当参保对象（患者）、医疗服务机构、医疗保险机构产生博弈时，参保对象（患者）可供选择的行为策略集是有机会主义行为或无机会主义行为、有治理措施或无治理措施，医疗服务机构可供选择的行为策略集是有机会主义行为或无机会主义行为、有治理措施或无治理措施。医疗保险机构可供选择的行为策略集是有治理措施或无治理措施。这样一来，参保对象（患者）、医疗服务机构、医疗保险机构在医疗费用制衡体系构建领域的博弈结果会出现八大类情况①，具体情况如图3-5所示。

第一类情况（D_1）：在医疗费用制衡方式下，参保对象（患者）发生机会主义行为，医疗服务机构发生机会主义行为，医疗保险机构采取治理措施。参保对象（患者）的经济收益为$-F-k_1\Delta M-(1-a)M$，医疗服务机构的经济收益为$S-k_2\Delta M$，医疗保险机构的经济收益为$F-aM-V_3+k_1\Delta M+k_2\Delta M$。

第二类情况（D_2）：在医疗费用制衡方式下，参保对象（患者）发生机会主义行为，医疗服务机构发生机会主义行为，医疗保险机构不采取治理措施。参保对象（患者）的经济收益为$-F+\lambda a\Delta M-(1-a)M$，医疗服务机构的经济收益为$S+(1-\lambda)a\Delta M$，医疗保险机构的经济收益为$F-aM$。

第三类情况（D_3）：在医疗费用制衡方式下，参保对象（患者）发生机会主义行为，医疗服务机构不发生机会主义行为，医疗保险机构、医疗服务机构采取治理措施。参保对象（患者）的经济收益为

---

① 人们在实际场景中观察到的医疗费用制衡体系构建的制度安排，要比在此提出讨论的这一简单的博弈结构更为复杂。

$-F-k_1\Delta M-(1-a)M$，医疗服务机构的经济收益为 S 或 $S-V_2$，医疗保险机构的经济收益为 $F-aM+k_1\Delta M$ 或 $F-aM+k_1\Delta M-V_3$。

第四类情况（D_4）：在医疗费用制衡方式下，参保对象（患者）发生机会主义行为，医疗服务机构不发生机会主义行为，医疗保险机构、医疗服务机构不采取治理措施。参保对象（患者）的经济收益为 $-F+\lambda a\Delta M-(1-a)M$，医疗服务机构的经济收益为 S，医疗保险机构的经济收益为 $F-aM$。

第五类情况（D_5）：在医疗费用制衡方式下，参保对象（患者）不发生机会主义行为，医疗服务机构发生机会主义行为，医疗保险机构、参保对象（患者）采取治理措施。参保对象（患者）的经济收益为 $-F-(1-a)M$ 或 $-F-(1-a)M-V_1$，医疗服务机构的经济收益为 $S-k_2\Delta M$，医疗保险机构的经济收益为 $F-aM+k_2\Delta M$ 或 $F-aM+k_2\Delta M-V_3$。

第六类情况（D_6）：在医疗费用制衡方式下，参保对象（患者）不发生机会主义行为，医疗服务机构发生机会主义行为，医疗保险机构或医疗服务机构采取治理措施。参保对象（患者）的经济收益为 $-F-(1-a)(M+\Delta M)$，医疗服务机构的经济收益为 $S+(1-\lambda)a\Delta M$，医疗保险机构的经济收益为 $F-aM$。

第七类情况（D_7）：在医疗费用制衡方式下，参保对象（患者）不发生机会主义行为，医疗服务机构不发生机会主义行为，参保对象（患者）、医疗服务机构、医疗保险机构采取治理措施。参保对象（患者）的经济收益为 $-F-(1-a)M$ 或 $-F-(1-a)M-V_1$，医疗服务机构的经济收益为 S 或 $S-V_2$，医疗保险机构的经济收益为 $F-aM$ 或 $F-aM-V_3$。

第八类情况（D_8）：在医疗费用制衡方式下，参保对象（患者）不发生机会主义行为，医疗服务机构不发生机会主义行为，参保对象（患者）、医疗服务机构、医疗保险机构不采取治理措施。参保对象（患者）的经济收益为 $-F-(1-a)M$，医疗服务机构的经济收益为 S，医疗保险机构的经济收益为 F−aM。

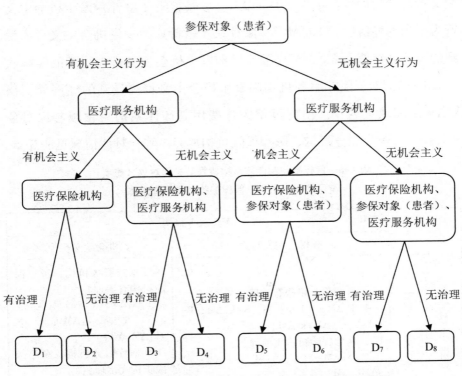

图 3-5　参保对象（患者）、医疗服务机构与医疗保险机构博弈树

注：D_1、D_2 中治理的行为主体是医疗保险机构，D_3、D_4 中治理的行为主体是医疗服务机构或医疗保险机构，D_5、D_6 中治理的行为主体是医疗保险机构或参保对象（患者），D_7、D_8 中治理的行为主体是医疗保险机构、参保对象（患者）或医疗机构。

在医疗费用制衡方式下，参保对象（患者）与医疗服务机构、医疗保险机构三方博弈结果是在参保对象（患者）与医疗服务机构、参保对象（患者）与医疗保险机构、医疗服务机构与医疗保险机构双方博弈结果的基础上发展而来的。综合上文的分析可知，在医疗费用制衡体系构建领域，参保对象（患者）与医疗服务机构的博弈结果，关键在于参保对象（患者）的治理费用 V_1、参保对象（患者）因发生机会主义行为产生的经济损失 $(1-a)\Delta M$、参保对象（患者）发生机会主义行为得到的经济收益 $\lambda a\Delta M$、参保对象（患者）因发生机会主义行为受到的经济处罚值 $k_1\Delta M$、医疗服务机构发生机会主义行为得到的经济收益 $(1-\lambda)a\Delta M$、医疗服务机构因发生机会主义行为受到的经济处罚值 $k_2\Delta M$ 之间孰大孰小。由此可得医疗费用制衡体系构建领域参保对象（患者）与医疗服务机构、医疗保险机构博弈矩阵，具体情况见表3-5。

表3-5　医疗费用制衡体系构建领域参保对象（患者）
与医疗服务机构、医疗保险机构博弈矩阵

		医疗服务机构	
		有机会主义行为	无机会主义行为
参保对象（患者）	有机会主义行为	D_1［医疗保险机构有治理］： ［$-F-k_1\Delta M-(1-a)M$，$S-k_2\Delta M$，$F-aM-V_3+k_1\Delta M+k_2\Delta M$］ D_2［医疗保险机构无治理］： ［$-F+\lambda a\Delta M-(1-a)M$，$S+(1-\lambda)a\Delta M F-aM$］	D_3［医疗服务机构、医疗保险机构有治理］： ［$-F-k_1\Delta M-(1-a)M$，S 或 $S-V_2$，$F-aM+k_1\Delta M$ 或 $F-aM+k_1\Delta M-V3$］ D_4［医疗服务机构、医疗保险机构无治理］： ［$-F+\lambda a\Delta M-(1-a)M$，$S$，$F-aM$］
参保对象（患者）	无机会主义行为	D_5［参保对象（患者）、医疗保险机构有治理］： ［$-F-(1-a)M$ 或 $-F-(1-a)M-V_1$，$S-k_2\Delta M$，$F-aM+k_2\Delta M$ 或 $F-aM+k_2\Delta M-V_3$］ D_6［参保对象（患者）、医疗保险机构无治理］： ［$-F-(1-a)(M+\Delta M)$，$S+(1-\lambda)a\Delta M$，$F-aM$］	D_7［参保对象（患者）、医疗服务机构、医疗保险机构有治理］： ［$-F-(1-a)M$ 或 $-F-(1-a)M-V_1$，S 或 $S-V_2$，$F-aM$ 或 $F-aM-V_3$］ D_8［参保对象（患者）、医疗服务机构、医疗保险机构无治理］： ［$-F-(1-a)M$，S，$F-aM$］

在医疗费用制衡方式下，参保对象（患者）、医疗服务机构与医疗

保险机构的博弈结果，关键在于医疗保险机构的治理费用 V_3、医疗保险机构发生机会主义行为产生的经济损失 $a\Delta M$、参保对象（患者）的治理费用 V_1、参保对象（患者）因发生机会主义行为而产生的经济损失 $(1-a)\Delta M$、医疗服务机构发生机会主义行为而增加的经济收益值 $(1-\lambda)a\Delta M$、医疗服务机构受到处罚后的经济损失值 $k_2\Delta M$、参保对象（患者）发生机会主义行为而得到的经济收益 $\lambda a\Delta M$、参保对象（患者）受到的经济处罚 $k_1\Delta M$ 值之间孰大孰小。进一步分析发现，医疗保险机构发生机会主义行为产生的经济损失 $a\Delta M$、参保对象（患者）因发生机会主义行为所产生的经济损失 $(1-a)\Delta M$、医疗服务机构发生机会主义行为增加的经济收益值 $(1-\lambda)a\Delta M$、参保对象（患者）发生机会主义行为得到的经济收益 $\lambda a\Delta M$、医疗服务机构受到处罚后的经济损失值 $k_2\Delta M$、参保对象（患者）受到的经济处罚值 $k_1\Delta M$，这六个变量的数值大小在很大程度上取决于医疗卫生费用的不合理增长数值 ΔM、参保对象（患者）受到的经济处罚系数 k_1、医疗服务机构受到经济处罚系数 k_2 的数值大小。因此，在医疗费用制衡体系构建领域，参保对象（患者）、医疗服务机构与医疗保险机构的博弈结果可归纳总结为：关键在于医疗卫生费用的不合理增长值 ΔM、医疗保险机构的治理费用 V_3、参保对象（患者）的治理费用 V_1、参保对象（患者）受到的经济处罚系数 k_1、医疗服务机构受到经济处罚系数 k_2 的数值大小。这些数值也成为影响医疗费用制衡方式选择的重要变量。

综合以上分析结果，在医疗费用制衡体系构建领域，医疗保险机构、医疗服务机构、参保对象（患者）三方的博弈可能存在多种均衡状态（如图 3-5 所示），这些行为策略组合意味着医疗费用制衡体系构建治理的不同状态，主要包括四类：第一类情况是医疗服务机构发生机会主义行为，参保对象（患者）发生机会主义行为；第二类情况是医疗服务机构发生机会主义行为，参保对象（患者）不发生机会主义行为；第三类情况是医疗服务机构不发生机会主义行为，参保对象（患者）发生机会主义行为；第四类情况是医疗服务机构不发生机会主义行为，参保对象（患者）不发生机会主义行为。综合这四种博弈状态，在选择医疗费用制衡方式时，需要综合考虑以下多重因素。

首先，医疗费用制衡方式能否有效降低医疗卫生费用的不合理增长、过快增长。医疗卫生费用的不合理增长值 ΔM 在最大程度上影响着参保对象（患者）、医疗服务机构与医疗保险机构在医疗费用制衡体系构建领域的思维逻辑与行为路径。医疗服务机构、医疗保险机构、参保对象（患者）是选择发生机会主义行为还是选择采取治理措施，更大程度上受到 ΔM 数值大小的影响。医疗保险机构因发生机会主义行为受到的经济损失 $a\Delta M$、参保对象（患者）因发生机会行为受到的经济损失 $(1-a)\Delta M$、参保对象（患者）因发生机会主义行为得到的经济收益 $\lambda a\Delta M$、医疗服务机构发生机会主义行为增加的经济收益值 $(1-\lambda)a\Delta M$、医疗服务机构受到处罚后的经济损失值 $k_2\Delta M$、参保对象（患者）受到的经济处罚 $k_1\Delta M$ 都与 ΔM 有关。如果 ΔM 的数值非常小，医疗服务机构与参保对象（患者）选择发生机会主义行为的概率将会变得非常小，如果 ΔM 的数值非常大，医疗服务机构与参保对象（患者）选择发生机会主义行为的概率将会变得非常高。为此，能够最大限度地降低医疗卫生费用的不合理增长、过快增长，成为医疗保险机构、参保对象（患者）、医疗服务机构选择医疗费用制衡方式的重要因素。

其次，医疗费用制衡方式能否激励医疗服务机构积极参与治理。医疗服务机构的治理费用 V_2 没有出现的原因，主要在于医疗服务机构综合考虑各种情况之后，采取不治理措施。就契约关系的建立而言，激励机制的设计是核心[1]。医疗费用制衡体系构建过程中，有效提升了医疗

---

[1]　唐纳德·E. 坎贝尔. 激励理论：动机与信息经济学[M]. 王新荣，译. 北京：中国人民大学出版社，2013.

服务绩效，也在一定程度上降低了医疗服务机构、临床医生的经济收入，使得灰色收入的生成变得不太可能。在制度实施之初，医疗服务机构、临床医生对于制度的试点与推广是较为抵触的。为此，能够调动医疗服务机构积极主动地参与医疗费用制衡体系构建的治理工作，成为医疗费用制衡方式选择时的另一项重要考虑因素。

最后，医疗费用制衡方式能否有效降低交易费用。医疗保险机构的治理费用 V_3、参保对象（患者）的治理费用 V_1 属于医疗费用制衡体系构建事前交易费用的范畴。医疗服务机构发生机会主义行为受到处罚后的经济损失值 $k_2\Delta M$、参保对象（患者）发生机会主义行为受到的经济处罚 $k_1\Delta M$ 则属于医疗费用制衡体系构建事后交易费用的范畴。事前交易费用、事后交易费用不断出现在医疗费用制衡体系构建过程中，能够降低交易费用成为多方交易主体尤其是医疗保险机构、参保对象（患者）、医疗服务机构在选择医疗费用制衡方式时需要考虑的另一重要因素。

第三节 医疗费用制衡方式的契约选择过程

为了实现更好地实现多种医疗费用制衡方式之间的比较，本书选取了同在住院费用支付层面的按服务项目付费模式、总额预付制模式、按病床日付费模式与 DRGs 付费模式进行比较，而将按人头付费模式、按薪酬付费模式等其他医疗费用制衡方式排除在外。由医疗费用制衡体系构建领域医疗保险机构、参保对象（患者）、医疗服务机构的行为博弈分析得出：能否降低医疗卫生费用的不合理增长、过快增长，能否激励医疗服务机构主动参与医疗费用制衡体系构建治理，能否有效降低交易费用成为多方交易主体是否选择医疗费用制衡方式的关键影响因素。为此，本节重点就以上三个层面对 DRGs 付费模式、按服务项目付费模式、按病床日付费模式、总额预付制模式四个医疗保险支付方式加以比较分析。

一、能否更好地实现医疗卫生费用控制

医疗卫生费用的控制效果是医疗费用制衡方式选择过程中重要的影响因素之一。在全球医疗卫生费用大幅上涨、不合理增长的背景下，能否更好地实现医疗卫生费用的有效控制、降低社会医疗保险基金的支付危机成为医疗费用制衡方式选择的关键影响因素。

（一）DRGs 付费模式的医疗卫生费用控制效果

DRGs 付费这一医疗费用制衡方式以其在医疗卫生费用控制方面的制度优势被大多数国家所认可，DRGs 付费方案设计的初衷便是为了有效控制医疗卫生费用的过快增长、不合理增长，有效缓解社会医疗保险基金支付危机，降低各级政府的财政压力。有一项研究①审查了 2000 年至 2010 年加拿大、英国、法国、德国的卫生政策，综合分析发现，一些国家或地区依靠预算与定价的方法，基于 DRGs 付费模式支付医疗保险费用成为医疗卫生领域的发展趋势。首先，DRGs 付费模式可以有效抑制医疗卫生费用的过快增长、不合理增长。1953 年至 1986 年，美国住院医疗卫生费用的增长率由 16% 降至 7%②。其次，DRGs 付费这一一医疗费用制衡方式还可以有效缩短平均住院时间。OECD 的 29 个国

---

① Penson, David F. Re: Health Care Cost Containment Strategies Used in Four Other High-Income Countries Hold Lessons for the United States [J]. The Journal of Urology, 2013, 190 (6): 2212—2213.

② 徐小炮，尹爱田，王利燕. 美国 DRGs 支付制度对我国医疗支付方式改革的启示 [J]. 中国卫生经济，2007 (3)：76—78.

家中，经比较其中 10 个国家的医疗卫生费用资料库发现①，实施 DRGs 付费模式的国家如美国、瑞典、西班牙等，平均住院天数大都维持在 10 天以下，瑞典的平均住院天数则是从 20 天降到 10 天以下，在病例组合指数（Case Mix index，CMI）方面，实施 DRGs 付费模式的国家明显高于未实施 DRGs 付费模式的国家，说明平均住院天数及病例组合指数受到 DRGs 付费模式的积极影响。最后，DRGs 付费模式还可以推动医疗卫生行业的成本管理。在 DRGs 付费模式下，医疗服务机构、临床医务人员在提供诊疗服务之前由于预先知道医疗卫生资源的实际耗费情况，便可以有意识地加强医疗卫生成本控制，注重医疗卫生成本效益②。但是在 DRGs 付费模式下，医疗服务机构、临床医务人员所获得的医疗卫生费用是按照每位住院患者的疾病类型而确定的，医疗服务机构、临床医务人员为了实现自身经济利益最大化以及医疗收入最大化，有可能会故意夸大住院患者的病情，将疾病患者的类型划分到补偿标准更高的等级中，诱导住院患者过度消费，或者让患者出院后再次办理住院手续，实现二次住院，这样虽然减少了平均住院天数但却增加了实际住院次数，会造成医疗卫生资源利用的低效率与浪费，同时也会导致医疗卫生费用的过快增长、不合理增长。还有研究发现③，DRGs 付费模式被采用之后，医疗服务机构、临床医务人员为减少平均住院天数而故意增加门诊服务数量，使得门诊卫生费用大幅上涨，进而造成总体医疗卫生费用的不合理增长，与 DRGs 付费模式的设计初衷相违背。

---

① Forgione D，Vermeer T. Toward an International Case Mix Index for Comparisons in OCED Countries. Organization for Economic Cooperation and Development[J]. Journal of Health Care Finance，2002，29（2）：38—52.

② 周宇，郑树忠，孙国桢. 德国 DRG 付费制度的借鉴[J]. 中国卫生资源，2004，7（4）：186—187.

③ 徐小炮，尹爱田，王利燕. 美国 DRGs 支付制度对我国医疗支付方式改革的启示[J]. 中国卫生经济，2007（3）：76—78.

（二）按服务项目付费模式的医疗卫生费用控制效果

按服务项目付费模式（Fee for Service，FFS），是指将医疗卫生服务划分为若干服务项目，依据每一医疗卫生服务项目制定的价格进行计费或付费，然后由医疗保险机构向被保险者或者医疗服务机构支付相关费用，所支付的费用数额取决于各项医疗卫生服务的实际价格和实际服务数量①。在医疗卫生费用的有效控制方面，学术界现有的理论观点一般倾向于认为按服务项目付费模式将会引致过度医疗现象，因为这一医疗费用制衡方式使医疗服务机构、临床医务人员的经济收入与医疗卫生服务的供给数量之间存在较强的正相关性②。相较于其他医疗费用制衡方式，按服务项目付费这一支付方式带来的医疗服务成本极高③。按服务项目付费作为一项医疗保险后付费形式，可能会诱发医患双方的道德风险，致使医患双方过度利用医疗卫生服务，降低医疗卫生服务资源的使用效率，从而引发医疗卫生费用的过快增长、不合理增长。根据世界银行的研究发现，按服务项目付费模式虽然手续简单容易操作，但是对医疗卫生费用控制的作用并不明显④。由此看来，按服务项目付费模式更容易引发"看病贵"这一社会难题，对于控制医疗卫生费用的过快增长效果并不明显。

（三）总额预付制模式的医疗卫生费用控制效果

总额预付制模式（Global Budgets）是指由医疗服务机构单方面或由医疗保险机构与医疗服务机构双方协商确定，由医疗保险机构支付给

---

①　邓大松，杨红燕．医疗保险与生育保险［M］．北京：人民出版社，2013：187—188．

②　Ellis，R. P，T. G. McGuire. Provider Behavior under Prospective Reimbursement Cost Sharing and Supply［J］. Journal of Health Economics，1986，5（2）：129—151.

③　Krawelski J. E. The Effects Of Medical Group Practice And Physician Payment Methods On The Cost Of Care［J］. Health Services Research，2000，35（3）：591—613.

④　World Bank. Allocation And Purchasing In Developing Countries［M］. Washington D. C，2004.

医疗服务机构年度总预算额[①]。总额预付制这一医疗费用制衡方式相当于医疗保险机构为医疗服务机构设置了一个社会医疗保险基金的"封顶线",医疗服务机构、临床医务人员的收入不会随着医疗服务数量的增长而增长,社会医疗保险基金的结余部分归医疗服务机构所有,社会医疗保险基金的亏损部分也由医疗服务机构自行承担。在总额预付制模式下,为了获得更多的经济收入,医疗服务机构、临床医务人员会最大限度地降低医疗卫生服务的成本,以节省医疗保险机构偿付医疗服务机构的医疗卫生费用总预算,控制医疗卫生费用的不断上涨。与此同时,在总额预付制模式下,医疗服务机构、临床医务人员为了获得较多的经济收入,会切实保障社会保险基金的安全运营,量入为出,不断提高医疗卫生资源的整体利用率,促进医疗卫生资源的合理有效配置。

(四) 按病床日付费模式的医疗卫生费用控制效果

按病床日付费(Per Diem Payment)模式下,平均每日医疗费用的界定以前一年的历史住院数据为相应衡量标准,统计医疗服务机构全年的医疗卫生费用总额以及平均住院天数,以此计算平均病床日的住院医疗卫生费用,再根据住院床日数求得全年应付的医疗卫生费用总额[②]。按病床日付费这一医疗费用制衡方式下,同一所医疗服务机构的所有患者平均每日住院的医疗卫生费用与实际接受治疗所花费的医疗卫生费用无关。与其他医疗费用制衡方式相比,按病床日付费模式受到疾病类型的影响程度较低。在按病床日付费模式下,医疗服务机构、临床医务人员为了降低医疗卫生服务成本、获得更多的经济收入,会尽可能减少使用昂贵的药品和医疗器械,规避医疗卫生设施的重复建设,减少医疗卫生资源的浪费,实现医疗卫生资源的优化配置。在按病床日付费这一医

---

① 邓大松、杨红燕. 医疗保险与生育保险[M]. 北京:人民出版社,2013:194.

② Preker A. S., Landenbrunner J. C. 明智的支出:为穷人购买医疗卫生服务[M]. 郑联盛,等,译. 北京:中国财政经济出版社,2006:93.

疗费用制衡方式下，医疗服务机构、临床医务人员不能提供平均病床日单价过高的医疗卫生服务，社会医疗保险基金的费用控制效果较为明显。不过在按病床日付费模式下，医疗服务机构、临床医务人员倾向于通过延长住院患者的平均住院天数或增加患者的住院率来提高收入①，这有可能会进一步引致医疗卫生费用的过快增长、不合理增长。

二、能否更好地发挥激励功效

对参与主体尤其是医疗服务机构具有明显的激励约束功能是医疗费用制衡方式选择过程中的重要影响因素之一。事前决定的支付标准可以更好地发挥激励效果。许多国家或地区改变了过去的后付费方式，选择采取前付制方式，强化对医疗服务机构的经济激励②。DRGs 付费模式、按服务项目付费模式、按病床日付费模式、总额预付制模式能否对医疗服务机构具有明显的经济激励作用，成为医疗费用制衡方式选择的关键。

（一）DRGs 付费模式的激励功效

DRGs 付费模式的病种分组、成本定价、权重设定等方案设计使医疗服务机构、临床医务人员的诊疗行为变得公开、透明，可以对医疗服务机构和临床医务人员形成有效的激励约束机制。在 DRGs 付费这一医疗费用制衡方式下，医疗服务机构为了吸引参保对象（患者）前来就医，会最大限度地降低医疗服务成本，积极提升医疗服务绩效，扩大医疗服务机构的社会声誉度。在 DRGs 付费模式下，如果某一病组所产生的实际医疗卫生费用高于 DRGs 付费模式制定的付费标准，那么医疗服

---

① Aas I H. Incentives and Financing Methods[J]. Health Policy, 1995, 34（3）：205—220.

② Park M, Braun T, Carrin G, et al. Provider Payments and Cost-Containment：Lessons from OECD Countries[J]. Technical Briefs for Policy Makers, 2007.

务机构、临床医务人员必须承担 DRGs 付费付费标准之外的部分。如果某一病组所产生的实际医疗卫生费用低于 DRGs 付费模式制定的相应付费标准，那么医疗服务机构、临床医务人员便可以自行支配 DRGs 付费付费标准之外的部分。如此一来，DRGs 付费模式对医疗服务机构、临床医务人员有效的激励机制便可形成，医疗卫生费用的有效控制便可实现。

（二）按服务项目付费模式的激励功效

相较于其他医疗费用制衡方式，在按服务项目付费模式下，可供参保对象（患者）选择的诊疗服务项目较多，参保对象（患者）更容易得到所需要的诊疗服务。按服务项目付费模式可以有效提升参保对象（患者）获取医疗卫生服务的可及性、提高社会医疗保险制度的覆盖率，可以有效解决"看病难"这一社会难题。但是在按服务项目付费模式下容易出现"看病贵"的社会难题，不能有效地控制医疗卫生费用的过快增长、不合理增长。在按服务项目付费模式下，医疗服务机构、临床医务人员倾向于提供更多的诊疗服务项目，容易产生"供给诱导需求"的现象，与医疗卫生费用的控制目标相背而行。日本为了加强对按服务项目付费模式的有效监督，设立国民健康保险联合会作为第三方机构，定期重点审核医疗服务机构、临床医务人员的"供给诱导需求"等不合理的社会医疗保险基金使用行为。类似的还有韩国的健康保险审查评价院。由此可以看出，按服务项目付费模式对于医疗服务机构、临床医务人员而言，并没有形成有效的激励约束机制。

（三）总额预付制模式的激励功效

在总额预付制模式下，如果参保对象（患者）的实际医疗卫生费用支出超过总额预付制的年度预算总额，社会医疗保险基金的超支部分由医疗服务机构、临床医务人员自行负担。如果参保对象（患者）的实际医疗卫生费用低于总额预付制的年度预算总额，社会医疗保险基金的结余部分可由医疗服务机构、临床医务人员自行使用。在总额预付制模式下，按照年度的社会医疗保险基金预算总额，医疗保险机构向医疗服务机构提前支付社会医疗保险基金，可以减少医疗服务机构垫付医疗卫生费用支出的资金压力，激励医疗服务机构、临床医务人员主动控制医疗卫生费用的过快增长、不合理增长。不过总额预付制这一医疗费用制衡方式属于事前付费范围，额定的社会医疗保险基金支付上限使得医疗服务机构、临床医师更倾向于收治轻症患者、拒绝收治重症患者①，以此留下社会医疗保险基金结余。在总额预付制模式下，医疗服务机构市场容易发生"推诿病患"的现象，导致医疗服务质量降低。由此看来，总额预付制模式对医疗服务机构、临床医务人员而言，并没有形成很好的激励约束机制。

（四）按病床日付费模式的激励功效

在按病床日付费模式下，如果日均实际医疗卫生费用支出高于约定的付费标准，医疗服务机构、临床医务人员将会承担社会医疗保险基金的超支部分。如果日均实际医疗卫生费用支出低于约定的付费标准，医疗服务机构、临床医务人员可自行处理社会医疗保险基金的结余部分。在按病床日付费模式下，医疗服务机构、临床医务人员会想尽办法尽量降低日均医疗卫生费用支出，增加社会医疗保险基金结余。在按病床日付费模式下，医疗服务机构、临床医务人员的经济收入与医疗卫生服务水平的关联性并不强，与药品开支的关联性也不密切。在按病床日付费模式下，为了获得更多的经济收入，医疗服务机构、临床医务人员会尽可能延长平均住院天数，变相减少住院患者的医疗检查或医疗服务项目，以此降低医疗卫生服务成本，获得更多的社会医疗保险基金结余。由此看来，按病床日付费模式对医疗服务机构、临床医务人员而言，未

---

① Ellis, R. P. Creaming, Skimping and Dumping: Provider Competition on the Intensive and Extensive Margins[J]. JournaL of Health Economics, 1998（17）：537—555.

能产生有效的激励约束功能，反而增加了临床医务人员的职业倦怠感。

三、能否更好地降低交易费用

有效的医疗费用制衡方式应该配以较低的交易费用。交易费用越低，医疗费用制衡方式的有效性就越高，参保对象（患者）便可以获得更优质的医疗卫生服务。孰能更好地降低交易费用便成为医疗费用制衡方式选择时需要重点考虑的因素之一。

（一）DRGs 付费模式下的交易费用

完善的 DRGs 付费体系中，病种分组、成本定价、权重设定等操作方法简单明了、公开透明，医疗卫生费用的审核手续比较简单。相较于其他医疗费用制衡方式，DRGs 付费模式的交易费用较低。健全的医疗卫生服务成本核算体系，有助于提高病案首页数据质量，促进医疗卫生信息系统建设，降低交易费用。在 DRGs 付费模式实施的初始阶段，由于疾病严重程度的差异性较大，病组分组不易实现，多方交易主体之间需要加强事前、事中、事后的沟通与谈判，不断调整病种分组、成本定价、权重设定等方案设计。相较于其他医疗费用制衡方式，初始阶段 DRGs 付费模式产生的谈判费用比较高，初始阶段 DRGs 付费模式的实施需要真实有效的数据基础作为支撑，信息费用通常会比较高。由于 DRGs 付费模式的试点需要政府、市场、社会领域多方交易主体相互配合，执行费用和监督费用相对而言也就比较高。不过随着信息化水平的提升、DRGs 付费方案的逐渐成熟，多方交易主体的角色与职能将被界定得更为清晰，DRGs 付费模式所面临的实施环境发生改善，可以更为精准地厘定医疗服务价格，有效降低信息费用和谈判费用。伴随着社会声誉机制的形成，社会监管条件不断完善，DRGs 付费的制度设计更为科学合理、容易操作，执行费用和监督费用也得以降低。

（二）按服务项目付费模式下的交易费用

作为传统的、使用范围最广的医疗费用制衡方式，按服务项目付费模式的局限条件较少，可操作性较强。在按服务项目付费的模式下，各方交易主体的权责范围较难界定。医疗服务机构、临床医务人员提供给参保对象（患者）的医疗卫生服务包括多项服务内容，社会医疗保险基金支付标准的确定需要对诊疗过程中发生的每一项医疗卫生服务进行精准界定，信息费用、谈判费用是比较高的。与此同时，在按服务项目付费这一医疗费用制衡方式下，医疗服务机构、临床医务人员具有"供给诱导需求"的动机，缺乏医疗卫生成本的控制意识。医疗服务机构、临床医务人员为了增加经济收入，通常会采取分解行为，增加医疗服务供给，导致监督费用、执行费用的增长。另外，按服务项目付费这一医疗费用制衡方式倾向于新技术、新药品的应用，带来医疗卫生服务成本的上升，这也成为监督费用、执行费用增长的重要原因。

（三）总额预付制模式下的交易费用

在总额预算制这一模式下，医疗保险部门负责制定社会医疗保险基金预算并实施有效的监督审核，这便可以简化社会医疗保险基金的监管程序，在很大程度上降低交易费用。为了实现自身经济利益最大化，医疗服务机构、临床医务人员会积极主动地加强医疗卫生成本管理，降低交易费用。值得注意的是，总额预付制模式虽然有助于改善医疗卫生服务质量①，但这种激励机制会因参保对象（患者）的信息不对称而被削弱②。总额预算制模式需要科学合理的社会医疗保险基金预算，也会带

---

① Calem, P S, Rizzo, J A. Competition and Specialization in the Hospital Industry: An Application of Hotelling's Location Model[J]. Southern Economic Journal, 1995 (61): 1182—1198.

② Gravelle H, Masiero G. Quality Incentives in a Regulated Market with Imperfect Competition and Switching Costs: Capitation in General Practice[J]. Journal of Health Economics, 2000 (19): 1067—1088.

来交易费用的增加。

在总额预付制模式下，社会医疗保险基金的预算工作需要完整可靠的数据资料作为支撑，数据测算过程较为困难，信息费用和谈判费用比较高。如果社会医疗保险基金预算标准过高，将会产生过多的社会医疗保险基金结余；如果社会医疗保险基金预算标准过低，将会降低医疗服务机构、临床医务人员的工作积极性。社会医疗保险基金预算标准分类过多，容易降低工作效率，增加时间成本。社会医疗保险基金预算标准分类过少，则容易引起较多的纠纷与矛盾，增加交易过程的执行费用。整体而言，总额预付制模式在一定程度上降低了交易费用，将医疗卫生费用控制的责任转移给医疗服务机构、临床医务人员，可以有效地规避"供给诱导需求"，减少医疗卫生资源浪费。但是在总额预付制模式下，参保对象（患者）的就医方便性降低，医疗服务机构、临床医务人员可能出现"推诿病患"，降低医疗卫生费用支付，执行费用和监督费用是比较高的。

（四）按病床日付费模式下的交易费用

按病床日付费模式下，医疗卫生费用结算程序简便，交易费用相对较低。按病床日付费模式依据每个病床日的平均成本乘以住院患者的总人数得到医疗卫生费用总额，它适用于具有标准性的住院患者，对于实验室服务、手术、药品等的可及性较差。在测算平均病床日医疗卫生费用时，某些特殊类型的住院患者极有可能被排除在外①。按病床日付费模式需要统一的社会医疗保险支付费率或固定的社会医疗保险基金预算，造成社会医疗保险基金监管无效率和医疗卫生服务质量下降，成为

---

① Wilson S H. Methods for the Economic Evaluation of Health Care Programmes[J]. Journal of Epidemiology and Community Health, 1987, 41 (4): 355.

诸多国家或地区引入 DRGs 付费模式的重要原因之一[①]。

按病床日付费模式的使用之初，需要界定平均病床日的医疗卫生费用，信息费用和谈判费用稍高一些，后期对于医疗卫生费用的预测相对容易，信息费用和谈判费用会降低。在按病床日付费模式下，医疗服务机构、临床医务人员不能提供单价过高的医疗卫生服务，同一所医疗服务机构的所有住院患者每日的医疗卫生费用支出是一样的，医疗卫生费用支付与实际花费无关。在按病床日付费模式下，医疗服务机构、临床医务人员会刻意增加患者的住院天数，住院时间过长会加大监督难度，从而增加监督费用与执行费用。

综合看来，不同医疗费用制衡方式所产生的交易费用的排序如表3-6所示。对比其他医疗费用制衡方式发现，DRGs 付费模式作为一种辅助的测度工具，执行费用、监督费用相对而言也比较低，有利于医疗服务机构、临床医务人员主动控制医疗卫生成本，提高医疗卫生资源的利用效率。伴随着 DRGs 付费覆盖范围的推广，信息费用、谈判费用也会逐步降低，从而使交易费用越来越少。

表3-6　不同医疗费用制衡方式的交易费用

序号	制衡方式	信息费用	谈判费用	执行费用	监督费用	交易费用总和
1	DRGs 付费	较高	较高	较低	最低	★★
2	按服务项目付费	较高	中等	较高	最高	★★★★★
3	总额预付制	较高	中等	中等	较低	★★★★
4	按病床日付费	中等	中等	中等	较低	★★★

综合看来，相较于按服务项目付费模式、总额预付制模式、按病床日付费模式，DRGs 付费模式这一医疗费用制衡方式在一定程度上降低

---

① Schneider P. Provider Payment Reforms：Lessons from Europe and America for South Eastern Europe［M］. Washington DC.：The World Bank，2007.

了医疗卫生费用的不合理增长、过快增长，可以提高医疗服务机构、临床医务人员主动参与医疗保险治理的积极性。同时，成熟完善的 DRGs 付费模式可以有效地降低交易费用。由此而言，在医疗卫生服务绩效评价、医疗卫生费用有效控制的基础上，加入交易费用的比较，DRGs 付费模式仍不失为一种好的医疗费用制衡方式。

第四节　医疗费用制衡方式的出现

医疗费用制衡方式可以有效实现医疗保险领域、医疗卫生领域的帕累托改进，在实现医疗卫生费用有效控制的同时，提升医疗卫生服务质量，降低交易费用。

一、医疗费用制衡方式的存在形式

由于信息化水平等实施条件的差异，不同国家或地区在引入 DRGs 付费这一医疗费用制衡方式时，通常采取的做法是：如果 DRGs 付费模式的实施条件尚不完善，没有合适的病例组合可以使用，那么便采取单病种付费模式或者按病种付费模式的办法进行阶段性的过渡，实际上是将社会医疗保险基金的付费范围缩小为单一类型的病种类型。在单病种付费模式或按病种付费模式下，同一病种的统计学特征表现并不突出；病种分组数量较少，只有 100~200 种；病种分组的过程较为粗犷，没有进行病组的精细化划分，仅仅覆盖一些诊断明确、治疗方案较为成熟的独立病种。

全球医疗卫生费用大幅增长的背景下，单一的按项目付费模式逐步过渡到以 DRGs 付费模式为主的混合医疗费用制衡方式是国际医疗卫生体制改革的趋势①。不同国家或地区依据本国或本地区医疗保险制度的特点，建立了以 DRGs 付费模式为主的复合式医疗费用制衡方式组合，比如，德国的"DRGs 付费模式+按病床日付费模式"、法国的"DRGs 付费模式+总额预算制模式"、韩国的"DRGs 付费模式+按服务项目付费模式"、日本的"DRGs 付费模式+定额付费模式"等。在中国医疗费用制衡体系构建过程中，也基本遵循了这一发展规律，强调多样化、渐进式的发展模式。

二、医疗费用制衡方式的契约模式与治理结构

（一）医疗费用制衡方式的契约模式

在医疗费用制衡体系构建领域，由于医疗卫生服务存在较强的专业性，医疗服务机构、临床医务人员处于绝对的信息优势地位，参保对象（患者）的信息优势在于其对自身的健康状况更为了解，也存在一定的信息优势。在试点与推广过程中，政府、市场、社会领域多方利益相关者之间的信息关系是高度不对称的。从资产专用性的角度看，医疗费用制衡体系构建领域各方利益相关者具有很强的依赖性，通过价格协调并不能实现有效的信息调控，还需要通过政府监督、协商谈判等各种方式加以调控。从公共契约模式的持续期来看，由于疾病产生的不确定性和临床诊疗效果的不确定性，医疗费用制衡方式的试点与推广不仅需要强调政府、市场、社会领域多方交易主体之间专业化的互助合作，还要强调多方交易主体之间长期契约关系的维持，因此，医疗费用制衡方式是一种长期性的公共契约关系。

---

① Barnum H, Kutzin J, Saxenian H. Incentives and Provider Payment Methods[J]. The International Journal of Health Planning and Management, 1995 (10): 23—45.

（二）医疗费用制衡方式的治理结构

协同治理与医疗费用制衡体系构建之间具有较强的内在契合性，具体表现在以下几个方面：其一，医疗费用制衡方式强调了精细化的市场设计，设计初衷在于有效控制医疗卫生费用的过快增长、不合理增长。然而改革最终的发展目标在于满足参保对象（患者）的基本医疗服务需求以及派生出的基本医疗保险需求。公平、正义是医疗费用制衡体系构建的内在主导价值。协同治理在实现公共利益方面发挥着不可替代的作用①。医疗费用制衡方式的设计目标便是最大限度地满足参保对象（患者）的公共利益诉求。从目标层面来说，二者具有较强的目标一致性。其二，医疗费用制衡体系构建涵盖社会医疗保险领域、医疗卫生领域等多个领域与多重环节，协同治理能够实现政府、市场、社会领域多方利益相关者之间必要的分工合作。医疗费用制衡体系构建是一项系统性工程，涉及政府、市场、社会领域的多方利益相关者，需要各方利益相关者加强合作、学会沟通。同时，医疗费用制衡体系构建是一个利益相关者需求表达到利益相关者需求被满足的完整过程，涵盖利益相关者诉求表达、制度设计、制度执行、医疗卫生服务提供、社会医疗保险服务监督与评估等多重环节。协同治理强调规则的重要性②。从内容层面来看，协同治理可以有效实现医疗服务领域与医疗保险领域的协同合作，实现多重环节的合作共建。其三，医疗费用制衡体系构建涉及多元治理，协同治理能够容纳政府、市场、社会领域多元治理主体共同参

---

① Kirk Emerson, Tina Nabatchi, Stephen Balogh. An Integrative Framework of Collaborative Governance[J]. Journal of Public Administration Research and Theory, 2012（22）：1—29.

② Simon Zadek. The Logic of Collaborative Governance：Corporate Responsibility, Accountability and the Social Contract[M]. Harvard University, 2006：3.

与。协同治理重点强调非政府组织、公民在决策过程中的参与①。就主体层面而言，医疗费用制衡体系构建协同治理提供了一种政府、市场、社会领域多元治理主体参与医疗费用制衡体系构建的路径与机制，符合医疗费用制衡体系构建对于多元治理的功能预期。

---

① Terry L Cooper, Thomas A Bryer, Jack W Meek. Citizen Centered Collaborative Public Management[J]. Public Administration Review, 2006 (66): 76—88.

第四章

国外医疗费用制衡体系构建的协同治理实践

对于引入医疗费用制衡方式的国家或地区而言，实现有效的协同治理，一方面需要从自身的历史文化和实践中演化出自身的制度设计和实施规范，另一方面需要学习其他国家的有效经验。美国是世界上第一个成功开发并实施 DRGs 付费模式的国家。澳大利亚、德国紧随其后，在美版 DRGs 付费模式的基础上形成了具有本国特色的改进版 DRGs 付费模式。作为典型代表国家，美国、澳大利亚、德国的医疗费用制衡体系构建起步较早，医疗费用制衡体系构建协同治理内容比较丰富，尤其是在降低交易费用方面探索了各种可行的经验与方案。在典型代表国家医疗费用制衡体系构建实践过程中，是否存在适用于中国医疗费用制衡体系构建的经验借鉴？为此，本书以美国、澳大利亚、德国作为典型代表国家，对其医疗费用制衡体系构建协同治理实践进行探讨，重点就其在降低交易费用方面的治理措施加以分析。

第一节 国外医疗费用制衡体系构建的发展历程

1967 年，美国第一代 Yale DRGs 由耶鲁大学 Robert B. Fetter 团队开发研制完成。随后逐步拓展，病种分组最终涵盖所有的疾病诊断与操作。1986 年，英国开发研制了卫生保健资源分类法（HRGs），并对其进行不断修订。1997 年，英国推出第三版 HRGs，覆盖住院患者、急诊患者与门诊患者①。1988 年，澳大利亚引入 DRGs，用于医疗服务机构内部及医疗服务机构之间的绩效评估。2000 年，德国通过了《健康保险改革法案》，为 DRGs 付费模式的顺利推广提供了良好的法律环境。2003 年起，德国实施全新的、全覆盖的 DRGs 付费模式。2007 年，德国在全境范围内实施统一的 G-DRGs 付费模式②。在亚洲，1998 年，日本厚生省选取部分医疗服务机构作为试点单位，开展基于 DRGs 付费模式的按人次住院定额付费，试行结果显示，平均住院天数并没有明显缩短③。在此背景下，2001 年日本开发了 DPC（Diagnosis Procedure Combination），2003 年将其用于定额支付，2004 年、2006 年分别进行两次修订④。韩国自 1997 年以来，国家健康保险始终处于财政赤字状态。迫于医疗卫生费用的增长压力、医疗保险基金的支付压力，韩国以美国 DRGs 付费模式为蓝本，开始引入 DRGs 付费模式⑤。

　　综合看来，在 DRGs 的引入过程中，产生了众多的 DRGs 本土化版本。根据 Wolfram Fischer 2008 年整理的"DRGs 家族"研究报告，2000 年世界上存在的 DRGs 版本已经超过 25 个，并在不断增加。具体情况如图 4-1 所示。

---

①　Birch, DRGs U. K. Style: a Comparison of U. K. and U. S. Policies for Hospital Cost Containment and Their Implications for Health Status [J]. Health Policy, 1988, 10 (2): 143.

②　Klein-Hitpa U, Scheller-Kreinsen D. Policy Trends and Reforms in the German DRG-Based Hospital Payment System [J]. Health Policy, 2015, 119 (3): 252—257.

③　川渊孝一，孟开. 日本国民医疗费用浅析 [J]. 中国卫生产业，2005 (5): 76—77.

④　孟开，常文虎，张迎媛，等. 日本医疗费用支付方式对我国建立预付制体系的启示 [J]. 中华医院管理杂志，2007, 23 (12): 854—857.

⑤　马进，徐刚，曾武，等. 韩国医疗服务支付方式改革对我国的启示 [J]. 中国卫生经济，2004, 23 (4): 77—80.

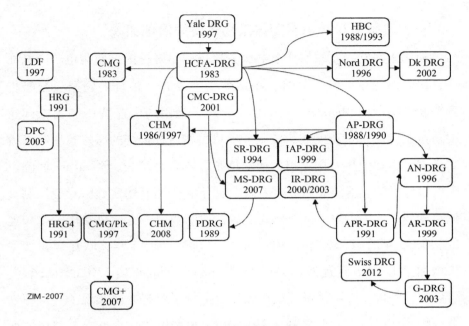

图 4-1 全球 DRGs 家族图谱

资料来源：Wolfram Fischer, The DRGs Family, State of affairs：2007. http：//fisher-zim. ch/textk-pcs-en-pdf/DRGs-family-0801. pdf.

第二节 典型代表国家的医疗费用制衡体系构建协同治理实践

就医疗保险模式的类型而言，美国医疗保险属于商业医疗保险模式，澳大利亚医疗保险属于国家医疗保险模式，德国医疗保险属于社会医疗保险模式。在不同的医疗保险模式下，三个国家的医疗费用制衡体系构建实践过程也因为医疗保险模式的差异而各具特点。

一、美国医疗费用制衡体系构建协同治理实践

相比于西欧这些政府在公共服务提供中始终扮演重要角色的国家而言，协同治理在类似于美国这样具有"小政府"传统的国家更容易得到普及。美国的 Medicare 自建立之日起，采用的医疗费用制衡方式主要是按服务项目付费模式。按服务项目付费这种传统的医疗费用制衡方式带来了医疗卫生费用支出的快速增长、不合理增长，Medicare 面临巨大的医疗保险基金支付危机。在此背景下，美国开始实施医疗费用制衡体系构建。实施 DRGs 付费模式之后，住院费用占医疗总费用的增长速度从 1983 年的 18.5% 降至 1990 年的 5.7%①。2015 年，联邦运营费率仅增加了 1.1%，远远低于 1967 年至 1983 年期间年均 17% 的增长率②。可以说，美国 DRGs 付费模式在医疗卫生费用控制方面实现了一定程度上的帕累托改进。除此之外，美国 DRGs 付费模式在降低交易费用方面有着一定的探索实践。

（一）发挥政府的催化功能，强调法律法规的重要作用，有效降低执行费用

在配套法令上，1982 年美国国会通过的《平等税务和财政责任法案》（TEFRA），为 DRGs 付费模式的顺利试点与推广提供法律保障③。这一法案提出：在多种付费方式之间做比较，按实际成本支付的模式下医疗服务机构没有控制医疗卫生成本的动机，但不会拒收重病患者。而按人头付费模式则是另一极端，医疗服务机构具有强烈的控制医疗卫生

---

① 马丽平. DRGs 医疗保险费用支付方式在我国的应用及发展前景[J]. 中国医院，2006（6）：20—22.

② Rimler S B, Gale B D, Reeded L. Diagnosis Related Groups and Hospital Inpatient Federal Reimbursement[J]. Radio Graphics, 2015, 35（06）：1825—1834.

③ Tieman J. It Was 20 years ago Today[J]. Modern Healthcare, 2003, 33（39）：6—10.

成本的动机，却很可能拒收重病患者。按服务项目付费模式、按病床日付费模式与 DRGs 付费模式三者中，DRGs 付费模式更接近于按人头付费模式，医疗卫生费用的控制能力高于按服务项目付费模式与按病床日付费模式①。这样一来，DRGs 付费模式的医疗卫生费用控制功效被大家所认可。在强有力的法律保障下，DRGs 付费模式得以在美国各个地区迅速推广开来。在 DRGs 付费模式推行之后，美国政府不断出台后续法令，切实保障 DRGs 付费制度的有序推进，有效降低执行费用。

（二）历经多次协商谈判，制度体系日趋完善，逐步降低信息费用与谈判费用

美国 DRGs 共产生了 6 个版本（具体情况见表 4-1）。第一版 Medicare-DRGs 由耶鲁大学 Mill 等人于 1976 年开发完成②。1985 年，美国与耶鲁大学合作，完成了第二版 Refined-DRGs 的研制工作，并以此形成新的支付制度。Refined-DRGs 第十版于 1985 年应用于美国老年医疗保险中③。1987 年，美国再一次修订 DRGs，第三版 All Patient-DRGs 主要针对 Medicare-DRGs、Refined-DRGs 实施过程中发现的错误进行校改。DRGs 付费病种分组的数量达到 785 个之多，最终确定为 641 个单病种分组。1988 年美国公布此方案，1995 年宣布依据 All Patient-DRGs 第十二版方案，老年医疗保险制度依据相关支付标准支付住院医疗费

① Listed N A. Health Care in America: Your Money or Your Life[J]. Economist, 1998, 346 (8058): 23—24, 26.

② Averill R F, Muldoon J H, Vertrees J C, et al. The Evolution of Casemix Measurement Using Diagnosis Related Groups (DRGs) [J]. Wallingford: 3M Health Information Systems, 1998.

③ Averill R F, Muldoon J H, Vertrees J C, et al. The Evolution of Casemix Measurement Using Diagnosis Related Groups (DRGs) [J]. Wallingford: 3M Health Information Systems, 1998.

用①。1993 年，美国再一次对 DRGs 进行修订，研制出第四版 Severity DRGs。有些遗憾的是，Severity DRGs 在历史上未能发挥功效。第五版 All-Patient Refined DRGs（简称为 APR-DRGs），它是在 All Patient-DRGs 的基础上研发而来的。APR-DRGs 在病种分组时，考虑到二次诊断的重要作用，最终共计得出 1350 个疾病分组，APR-DRGs 于 1998 年正式应用，之后每两年修改一次②。2000 年，美国开发研制第六版 Internationl-Refined DRGs，它共包括 330 个基础分组③。Internationl-Refined DRGs 不仅应用于美国老年医疗保险中，而且可以应用于全球范围内。

表 4-1　美国 DRGs 的六个版本

类别	名称	实施情况
第一代 DRGs	Medicare-DRGs	1976 年开发完成，未用于医疗保险付费
第二代 DRGs	Refined-DRGs	1985 年应用于 MEDICARE 付费，强调二次诊断
第三代 DRGs	All Patient-DRGs	1995 年生效，针对 MEDICARE-DRGs、REFINED-DRGs 实施过程中发现的错误进行校改
第四代 DRGs	Severity DRGs	未生效

---

① Renee S Leary, Mary E Johantgen, Dean Farley, et al. A11 Payer Severity Adjusted Diagnosis Related Groups: a Uniform Method to Severity Adjust Discharge Data[J]. Top Health Inform Manage, 1997, 17 (3): 60—71.

② Averill R F, Muldoon J H, Vertrees J C, et al. The Evolution of Casemix Measurement Using Diagnosis Related Groups（DRGs）[J]. Wallingford: 3M Health Information Systems, 1998.

③ Renee S Leary, Mary E Johantgen, Dean Farley, et al. A11 Payer Severity Adjusted Diagnosis Related Groups: a Uniform Method to Severity Adjust Discharge Data[J]. Top Health Inform Manage, 1997, 7 (3): 60—71.

续表

类别	名称	实施情况
第五代 DRGs	All-Patient Refined DRGs	1998 年正式应用，弥补之前由于无并发症诊断信息带来的病种分组不合理现象
第六代 DRGs	Internationl-Refined DRGs	2000 年开发完成，便于 DRGs 在国际范围内的比较

在 DRGs 多重版本不断的调试与完善过程中，美版 DRGs 付费模式的病种分组过程越来越合理，最终按照四个层级进行病组划分。首先是一级分类主要诊断（Major Diagnostic Categories，MDC）的划分，其次是二级分类诊疗方式（Partition）的划分，再次是三级分类基本组（Base DRGs）的划分，最后是四级分类细分组（Adjacent DRGs，ADRG）的划分①。在医疗服务成本定价方面，2008 年之前，美国 DRGs 付费模式的医疗卫生成本定价通过以往的住院费用衡量，数据来源于各大医疗服务机构提供的年度医疗卫生成本报告。2008 年，美国 DRGs 付费模式开始引入成本费用比②，按照比值将住院费用转化为医疗卫生成本。之后，医疗卫生成本费用比不断向精细化方向改进，以此来解释不同类型的医疗服务之间成本使用的差异③。伴随着 DRGs 付费制度设计方案的逐步细化与完善，医疗费用制衡体系构建过程的信息费用与谈判费用得以有效降低。美国在实施 DRGs 付费模式的同时，配以总额预算制模式与动态制度调整，动态制度调整充分考虑了医疗技术创新、生产要素价

① Coffey R M. Case-Mix Information in The United States: 15 Years of Management and Clinical Experience[J]. Case-Mix Quarterly, 1999, 18 (1): 13—26.

② 周韵砚，江芹，张振忠. 欧美国家 DRG 相对权重计算方法分析[J]. 中国卫生经济，2016，35 (5): 94—96.

③ Rimler S B, Gale B D, Reeded L. Diagnosis Related Groups and Hospital Inpatient Federal Reimbursement[J]. Radio Graphics, 2015, 35 (06): 1825—1834.

格变化等多重因素。为了应对理论上不可避免的编码升级等负面现象，美国 DRGs 付费改革推进之前便调整基础费率，使之能够反映病例组合指数的变化。这些治理措施都可以最大限度地降低医疗费用制衡体系构建产生的信息费用与谈判费用。

（三）引入社会力量，实现监督多元化，最大限度地降低监督费用

美国医疗费用制衡体系构建过程也产生了诸多负面现象。为了更好地促进医疗费用制衡体系构建，美国成立了同行审查组织，同行审查组织如果发现医疗服务机构、临床医务人员存在不合理的诊疗行为，便可以拒绝支付各种医疗卫生补偿费用。同时，美国配套开展了一系列的监督措施。如医院获得性疾病削减计划、按价值购买服务计划、再入院减少计划等①，这在一定程度上可以大大降低医疗费用制衡体系构建产生的事后交易费用。医院获得性疾病削减计划旨在激励医疗服务机构、临床医务人员减少住院患者入院后再次罹患疾病的发生概率，这一计划依据患者入院后的安全性、患者住院期间是否感染特定疾病等情况，对医疗服务机构评估打分，对在评估打分中表现较差的 25% 的医疗服务机构，降低 1% 的医疗保险基金支付额度作为相关惩罚措施。按价值购买服务计划，是指提取一定的医疗保险费用额度作为预备基金，对医疗服务机构、临床医务人员提供的医疗服务质量及改进情况进行打分，依据排序情况将医疗保险预备基金按照相应比例，重新分配给医疗服务机构。再入院减少计划，是指针对特定疾病的患者再入院率进行适度监管，当医疗服务机构特定疾病的 30 天内再入院率超过相应规定时，便会降低医疗保险报销费率，以此减少医疗服务机构、临床医务人员的机会主义行为，提高医疗服务质量。这些措施的存在大大降低了医疗费用制衡体系构建产生的监督费用。

---

① Baker J J. Medicare Payment System for Hospital Inpatients: Diagnosis-Related Groups [J]. Journal of Health Care Finance, 2002, 28 (3): 1—13.

二、澳大利亚医疗费用制衡体系构建协同治理实践

1984 年，澳大利亚开始实施"国家医疗照顾制"的医疗保险计划，这种全民医疗保险计划，给社会医疗保险基金的支付带来了较大的压力，各级政府的财政压力不堪重负。在此背景下，澳大利亚开始探索医疗费用制衡体系构建。澳大利亚 DRGs 付费模式在美国 DRGs 付费模式的基础上，自行开发了具有本国特色的本土化 DRGs 付费实施方案，在降低交易费用方面也有着自己的探索。

（一）加大政府投入，渐进式推进医疗费用制衡体系构建协同治理，有效降低谈判费用与执行费用

澳大利亚州政府负责确定 DRGs 付费模式的稳步推进[①]。1988 年至 1993 年，澳大利亚联邦政府投资 2930 万澳元，开发研制具有本土特色的 DRGs 付费设计方案[②]。澳大利亚每年大约花费 960 万美元维持与更新 DRGs[③]。这笔花费有效降低了医疗费用制衡体系构建领域的执行费用。

在具体的医疗费用制衡体系构建过程中，1992 年，澳大利亚研制出 AN-DRGs 1.0 版，并规定自 1992 年 7 月 1 日起，在全国范围内推行 DRGs 付费模式，对医疗服务机构进行医疗保险基金费用补偿。1993 年，澳大利亚推出 AN-DRGs 2.0 版。1995 年，澳大利亚推出 AN-DRGs 3.0 版。1998 年，AN-DRGs 被修订完善后的 AR-DRGs 所替代。此后，AR-DRGs 每两年修订一次。2008 年 11 月，澳大利亚发布 AR-

① Fetter R B. DRGs, Their Design and Development [M]. Health Administration Press, 1991.

② 杨迎春，巢健茜. 单病种付费与 DRGs 预付模式研究综述 [J]. 中国卫生经济, 2008, 27（6）：66—70.

③ Australia Department of Health and Aging. The Review of the AR-DRG Classification System Development Process [M]. Australia：Price Water House Coopers，2009.

DRGs　6.0 版。2015 年 7 月，澳大利亚推出 AR-DRGs　8.0 版，这一版本在病例复杂性水平分级方面进行了较大的完善与改进①。不断更新完善的 DRGs 付费设计方案，有效降低了谈判费用与执行费用。

（二）精细化的方案设计，全面降低信息费用

澳大利亚 DRGs 付费模式下，病种分组的依据标准有主要诊断、附加诊断、发病过程、住院日期、年龄、性别、出生体重以及精神状态等②。在主要诊断方面，澳大利亚设立了前置 MDC。前置 MDC 适用于医疗卫生资源消耗较大的特殊病例，如需要器官移植的患者便可以优先分到该组。同时，澳大利亚引入病例临床复杂性水平（PCCL）模型对病例的严重程度进行划分，并在 PCCL 模型的基础上加以改进，使用 ECCs 模型进行病种严重程度的分级③。

（三）规范协同治理流程，强化社会监督，有效降低监督费用

实践过程中，澳大利亚医疗费用制衡体系构建也面临一定的治理难题④：DRGs 付费模式实行医疗保险基金强加预算限制的情况下，医疗服务机构、临床医务人员倾向于错误编码；医疗服务机构、临床医务人员推诿依赖性较强的住院患者，此类机会主义行为威胁到全民医疗保险计划的公平性、惠民性。对于医疗费用制衡体系构建领域的此类负面现象，澳大利亚各级政府实施严格的审计与监督。澳大利亚各州卫生与老龄部负责编码的基准审查，并对 DRGs 付费模式的具体内容加以监督，

①　Vera D, Elsworthy A, Gillett S. AR-DRG Australia Refined Diagnosis Related Groups Version 8. 0 Definition Manual Volume1［M］. Sydney：Australian Consortium for Classification Development，2015：3—31.

②　陆勇. 澳大利亚疾病诊断相关分组预付费模式运作机制及效果评价［J］. 中国卫生资源，2011，14（5）：343—345.

③　Drees A. Australian Refined Diagnosis Related，Groups［J］. Deutsche Medizinische Wochenschrift，2000，125（51/52）：1554—1559.

④　Beth A，Reid，Corinne，et al. Investigation of Leukaemia and Lymphoma AR-DRGs at a Sydney Teaching Hospital［J］. The Him Journal，2005，34（2）：34—39.

比如，审计某一病组内是否具有明确的、合理的诊断特征。澳大利亚州政府的卫生部门负责定期审计 DRGs 付费模式的数据完整性，如果审计专家与临床医务人员之间就住院患者的编码产生意见分歧，那么住院患者将会被重新编码，而且整个审计过程匿名进行。医疗服务机构、临床医务人员如果出现过度编码等机会主义行为，政府财政将会减少或暂停对医疗服务机构支付相关的医疗保险基金。同时，澳大利亚极为重视医疗费用制衡体系构建领域专业人才队伍建设，注重切实提高编码人员的学历层次，提升病案首页数据信息的真实性、准确性、合理性，降低了医疗费用制衡体系构建领域的信息费用、执行费用、监督费用。

澳大利亚医疗费用制衡体系构建的治理流程极为顺畅，各个环节相互关联，多方利益相关者之间可以实现良好的互动与合作。具体流程为：患者信息采集—患者医疗记录—住院总结—48 小时内，医疗记录返回到健康信息服务中心—信息管理员检查医疗记录并进行疾病编码—信息管理员将疾病编码输入医院信息系统—医院信息系统计算并分配 DRGs—在规定的时间内病例数据被送到政府相关部门审核—医疗保险资金拨付给医疗服务机构①。公开、透明、流畅的 DRGs 付费实施流程，最大限度地降低了交易费用。

三、德国医疗费用制衡体系构建协同治理实践

德国在全面实施 DRGs 付费模式之前，医疗保险付费领域主要采取总额预算下的按服务项目付费模式、按病床日付费模式等医疗费用制衡方式。这种医疗费用制衡方式下，医疗保险费用支付的运作机制不够公开透明，医疗服务质量无法进行有效比较，为此，德国政府借鉴澳大利

---

① Drees A. Australian Refined Diagnosis Related, Groups［J］. Deutsche Medizinische Wochenschrift, 2000, 125（51/52）：1554—1559.

亚 DRGs 付费改革经验，并结合本国实际，探索出基于德国国情的 DRGs 付费模式。从 DRGs 付费这一医疗费用制衡方式的实施结果来看[①]，2004 年至 2010 年，医疗服务机构的平均住院天数由 7.8 天降到 6.8 天，医疗卫生服务的提供量显著增多，医疗服务机构的床位数有所减少，医疗服务质量显著提高。德国 DRGs 付费模式实施之后，医疗服务机构的绩效管理发展向好，临床医务人员的诊疗路径较为规范，德国也因此成为探索实施 DRGs 付费模式的成功范例。同时，德国 DRGs 付费改革过程中也有一些降低交易费用的具体措施。

（一）政府层面构建专属法律法规，设过渡期，逐步降低执行费用

2000 年，德国通过《健康保险改革法案》，从法律层面切实保障 DRGs 付费改革的顺利实施。这一法案对 DRGs 付费改革的关键环节和相关规则进行了详细界定，大大降低了执行费用。

在《健康保险改革法案》的有力保障下，为了减少改革阻力，德国为 DRGs 付费的全国性推广设定了一个短时间的过渡期。2001 年，德国尝试使用澳大利亚 AR-DRGs 的病种分组器对一家小型医疗服务机构进行了 DRGs 付费模式的试点与推广工作。2002 年，德国完成了 G-DRGs 模式的研发工作，收集上百家医疗服务机构的成本数据作为数据基础，计算医疗卫生成本定价。2003 年，德国让医疗服务机构自行决定是否愿意参加 DRGs 付费改革。2004 年，德国在全国范围内强制实施 DRGs 付费改革。2005 年，德国确定了州基础费率。之后，每个医疗服务机构的基础费率要逐年向州层面靠拢，最终到 2009 年实现州范围内基础费率的统一。在 DRGs 付费基础费率的整合阶段，德国设定了一个医疗服务机构预算的上限调整率，在 2005 年为 1%，逐步调整，最终到 2009 年增加到 3%。这种基础费率的整合方式，使高医疗卫生成本的医

---

① Quentin M. Hospital Payment And DRGs In Germany[EB/OL]. https：//www. mig. tuber-lin. de/fileadmin/a38331600/2014. lectures/warsaw_ 2014. 03. 18_ wq_ G-DRGs. pdf.

疗服务机构面临巨大压力，从而促使医疗服务机构、临床医务人员主动采取措施降低医疗卫生成本。2009年，德国启动了第二轮的基础费率整合计划，将州基础费率统一至全国层面；州政府将投资成本计入医疗卫生成本核算中；将精神治疗服务纳入一种类似DRGs付费的支付方式之中①。2010年，德国医疗服务机构层面的基础费率不再存在，所有医疗服务机构均使用州基础费率。2010年之后，德国每年对DRGs付费模式修订一次，及时更新疾病诊断编码与操作编码，根据医疗服务机构提供的数据重新计算DRGs付费支付标准和额外费用，切实降低执行费用。

（二）完善协商谈判机制，最大限度地降低信息费用与谈判费用

DRGs付费的病种分组、成本定价、权重设定等制度设计需要因地制宜。不同国家或地区的经济社会环境截然不同，其卫生系统环境也是独特的。任何一个版本的医疗费用制衡方式都不可能是适用于全球的，开发基于本国国情本土化的医疗费用制衡方式不失为明智的选择，可以有效降低医疗费用制衡体系构建过程中的交易费用。德国G-DRGs模式的开发与实施过程便极好地印证了这一点。

德国版G-DRGs模式的方案设计在借鉴澳大利亚AR-DRGs付费实施经验的基础上，病种分组依据患者的疾病类型、住院天数、诊疗内容、年龄、性别、诊疗方法以及结果等因素，将病例划分为若干病组，每一病组依据病情的严重程度划分为若干级别，然后再依据主要诊断将病例分为三类：外科组、内科组及其他组，依此再划分为若干个基本组②。德国G-DRGs付费模式通过设计一个高度复杂的病种分组、成本

---

① 周宇，郑树忠，孙国桢. 德国的DRG付费制度[J]. 中国卫生资源，2004，7（3）：139—141.

② Klein H U, Scheller K D. Policy Trends and Reforms in the German DRG-Based Hospital Payment System[J]. Health Policy，2015，119（3）：252—257.

定价、权重设定方案，由参与医疗费用制衡体系构建的多方利益相关者通过谈判协商最终确定方案细节。医疗费用制衡体系构建的谈判机制可以分为联邦层面与地区层面。联邦层面的DRGs付费谈判机制着重于制定框架性的DRGs付费规则，规定医疗保险基金的付费范围、医疗服务质量保障措施等，地区层面的DRGs付费谈判机制更多关注临床医务人员的薪酬支付、医疗保险基金打折方式等财政情况①。沟通有效、权责明确的协商谈判机制，可以有效地降低医疗费用制衡体系构建领域的信息费用与谈判费用。

（三）引入社会力量，成立独立的专业化中介机构，有效降低信息费用、谈判费用与监督费用

德国医疗费用制衡体系构建过程中最大的一个亮点便是成立独立的专业化的研究中心——InEK（Institute for the Hospital Remuneration System），负责研发DRGs付费模式，并定期对其DRGs付费具体方案进行修订②，这可以最大限度地降低医疗费用制衡体系构建带来的信息费用。在DRGs付费基础数据收集方面，InEK发起了一个医疗服务机构基础数据分享计划，各大医疗服务机构自愿决定是否参加这一计划。DRGs付费数据分享计划要求医疗服务机构、临床医务人员提供真实有效的临床数据、医疗卫生成本数据以及其他服务数据。医疗服务机构的基础数据提交之后，还需要经过合理性检验与一致性检验。基础数据要先后经过正规性检验、技术性检验、一致性检验等，来检验医疗服务机构提交的基础数据是否符合规定要求的医疗卫生成本核算方法与核算过程，摒弃可能出现的错误。除此之外，InEK是地区层面的DRGs付费

---

① Schrey G G J, Tiemann O, Busse R. Cost Accounting to Determine Prices：How Well do Prices Reflect Costs in The German DRG-System？[J]. Health Care Management Science，2006，9（3）：269—279.

② 杨迎春，巢健茜. 单病种付费与DRGs预付模式研究综述[J]. 中国卫生经济，2008，27（6）：66—70.

谈判协商平台。由于 G-DRGs 付费模式实行全国统一的基准费率，地区层面的 DRGs 付费谈判主要用于微调相对权。

为了更好地监督管理医疗费用制衡体系构建，德国成立了专业的医疗审查委员会。医疗审查委员会是独立的评审机构，成员由实施 DRGs 付费改革的医疗服务机构的临床医务人员组成，成员评审意见作为 DRGs 付费监管的重要参考①。医疗审查委员会主要审查的资料有医疗服务机构的出院资料、出院病历摘要、出院报告与部分病历、完整病历等。专业化的研究中心 InEK 以及专业化的医疗审查委员会，凭借着自身的专业信息优势，可以很好地降低谈判费用与监督费用。

第三节 国外医疗费用制衡体系构建协同治理的经验借鉴

学者们对将非政府机构纳入公共问题解决及服务提供表示过很大的顾虑②。即便如此，协同治理式的工作方法已经在医疗保险付费领域内流行起来。协同治理可以促进医疗费用制衡体系构建过程中政府、市场、社会领域多方治理主体之间相互合作、共享经验，能够通过不同的方式为多方治理主体的自身能力建设提供发展导向。同时，医疗费用制衡体系构建领域的多方治理主体可以通过协同治理推动制度的完善并影响医疗保险领域与医疗服务领域的资源配置。

① Klein-Hitpa U, Scheller-Kreinsen D. Policy Trends and Reforms in the German DRG-Based Hospital Payment System[J]. Health Policy, 2015, 119 (3): 252—257.

② Moe, Ronald C. Exploring the Limits of Privatization[J]. Public Administration Review, 1987, 47 (6): 453—460.

一、加强政府职能部门的领航作用，构建专属法律法规体系

国外医疗费用制衡体系构建协同治理实践表明，政府相关职能部门正在慢慢褪去"划桨"的角色，腾出空间给市场主体与社会组织，越来越多地扮演着引导者的角色。医疗费用制衡体系构建协同治理的运行需要完善的法律法规环境，而这一职能其他非政府主体是无法承担的，只能由政府相关职能部门积极承担政策制定和立法的角色与职能，为医疗费用制衡体系构建协同治理提供法律法规方面的支持。在医疗费用制衡体系构建协同治理领域，无论是商业医疗保险模式的美国、社会医疗保险模式的德国还是国家医疗保险模式的澳大利亚，医疗费用制衡体系构建协同治理的实现都需要强调法律的重要地位作用。在美国医疗费用制衡体系构建的推进过程中，完善的法律法规体系，保障了 DRGs 付费制度执行的强制力，杜绝敷衍了事、拒不执行的现象发生。在德国，2000年通过了《健康保险改革法案》，从根本上确立了 DRGs 付费改革的法律地位。在澳大利亚，联邦政府投资巨额资金，开发研制具有本土特色的 DRGs 付费实施方案。澳大利亚每年大约花费 960 万美元维持与更新 DRGs[①]。这笔花费使医疗费用制衡体系构建领域的执行费用得以有效降低。

二、完善市场的资源配置功能，优化协商谈判机制

标准化的病种分组、成本定价、权重设定等方案设计，使 DRGs 付费模式不再是一种简单的医疗保险支付方式，而是一种可以用来进行医疗服务绩效改进、医疗资源配置调整和优化的市场化杠杆工具。DRGs

---

① Australia Department of Health and Aging. The Review of the AR – DRG Classification System Development Process[M]. Australia：Price Water House Coopers，2009.

付费模式以低于平均医疗卫生成本水平的定价机制，引导医疗服务机构、临床医务人员主动控制医疗卫生费用的过快增长、不合理增长，减少不必要的诊疗服务项目，积极收治危急重症患者，扩大了医疗卫生服务的可及性。DRGs 付费这种基于市场机制的制度设计，让参保对象真正感受到除所谓政府财政所能换来的医疗保障外，其实精细设计的市场机制也能提供有效的制度保障。澳大利亚 DRGs 付费模式的精细设计方案充分体现了这一点，病种分组依据主要诊断、附加诊断、发病过程、住院日期、年龄、性别、出生体重以及精神状态等①，在主要诊断方面，设立了前置 MDC。同时，澳大利亚考虑到单一病例同时存在多个其他诊断时的累积效应，引入病例临床复杂性水平（PCCL）模型对病例的严重程度进行划分，并在此基础上加以改进，使用 ECCs 模型进行严重程度的分级②。

市场化的医疗资源配置功能在国外医疗费用制衡体系构建协同治理领域得到了充分的实现。在美国，DRGs 付费模式由老年及残障服务中心（CMS）负责，具体的业务工作则由 CMS 与一些私营组织共同分担完成。在德国，G-DRGs 模式是德国财政面向医疗服务机构分配医疗保险费用的基本方式，但是这一公共契约模式的确定并不是简简单单地凭借经验来处理，而是由参与医疗费用制衡体系构建的多方治理主体通过谈判协商机制最终确定而来的。医疗费用制衡体系构建的谈判机制可以分为联邦层面与地区层面。联邦层面的谈判机制着重于制定框架性的实施规则，规定社会医疗保险基金的支付范围、医疗服务质量保障措施等，地区层面的谈判更多关注临床医务人员的薪酬支付、医疗保险打折

① 陆勇 . 澳大利亚疾病诊断相关分组预付费模式运作机制及效果评价[J]. 中国卫生资源，2011，14（5）：343—345.

② Drees A. Australian Refined Diagnosis Related, Groups［J］. Deutsche Medizinische Wochenschrift, 2000, 125（51/52）：1554—1559.

方式等财政情况①。InEK 是地区层面的谈判协商平台，主要用于微调相对权重。

三、强调社会组织的重要性，成立独立的中介机构

具体到医疗费用制衡体系构建协同治理领域，社会组织凭借着自身的专业优势、中介位置发挥着第三方优势。从世界范围内来看，大多数国家在 DRGs 付费模式的推广过程中依托专业化的社会组织，从 DRGs 付费模式的方案开发、制度实施到监测修订，形成一整套相对完善的实施流程。从交易费用的角度，可以把社会组织分为两类，一类是有助于节约信息费用的社会组织；另一类是有助于节约监督费用的社会组织。节约信息费用的社会组织的重要角色与功能是具有专业化的信息处理能力，精通 DRGs 付费制度设计，并可以对 DRGs 付费方案进行及时的动态调整，医疗保险机构和医疗服务机构可以借助其财务中介的力量完成医疗卫生费用的核算工作。节约监督费用的社会组织作用是当医疗费用制衡体系构建领域多方交易主体发生争议时，可以做出独立的、中立性的专业判断。澳大利亚建立了国家医疗分类中心，开发、维护 DRGs 付费病种分组标准。同时还成立了编码标准咨询委员会（CSAC），委员代表由各州与地区卫生的卫生信息管理员、卫生与老年部的代表、国家卫生统计与标准委员会的代表组成。在卫生与老年部的主导下，澳大利亚每两年更新一次 DRGs 付费病种分组，适时完善 DRGs 付费方案设计。德国在研发 G-DRGs 模式时，成立了独立的、专业化的中介机构-InEK。InEK 并不直接确定 DRGs 付费模式下医疗服务机构获得的社会医疗保险基金补偿总额，而是负责制定相对权重，并对相对权重定期进行修订。

---

① Schrey G G J, Tiemann O, Busse R. Cost Accounting to Determine Prices: How Well do Prices Reflect Costs in the German DRG-System? [J]. Health Care Management Science, 2006, 9 (3): 269—279.

第五章

中国医疗费用制衡体系构建协同治理的探索

细细盘点中国医疗费用制衡体系构建协同治理的政策与实践历程，总结典型代表地区的医疗费用制衡体系构建协同治理实践，可以引导人们形成对于未来中国医疗费用制衡体系构建协同治理走向的正确判断。中国医疗费用制衡体系构建是中央政府顶层设计与地方政府"摸着石头过河"相统一的改革。中央政府通过制度化、合法化方式将医疗费用制衡体系构建转化为国家政策，自上而下地推行全国层面的医疗费用制衡体系构建；一些省、市、县（区）基于自身利益进行DRGs付费诱致性改革，自下而上地为全国性DRGs付费模式的试点与推广提供改革探索、思路与试验。本章关注与中国医疗费用制衡体系构建相关的文件政策，而后选取北京市、云南省禄丰县作为典型代表地区，分享各地医疗费用制衡体系构建协同治理的实践经验，在此基础上总结中国医疗费用制衡体系构建协同治理的特征。

第一节 中国医疗费用制衡体系构建的发展历程

一、中国医疗费用制衡体系构建相关政策回顾

经典的社会政策具有一定的问题导向性。中国医疗费用制衡体系构建的相关政策旨在对医疗卫生费用的不合理增长、过快增长进行有效干预，促进医疗保险支付方式改革，推动医疗卫生体制"深水区"改革，满足参保对象（患者）不断变化的就医需求。伴随着改革开放的深入，中国医疗卫生服务市场化的思想受到推崇，医疗卫生领域的相关政策也随之变化，"看病难、看病贵"的社会现象逐步显现。在此背景下，政府相关职能部门的社会政策意识不断增强，开始重估政府相关职能部门在卫生政策领域的重要作用，筹划全民医疗保险制度的构建。医疗费用制衡体系构建的相关政策便是在医疗保险制度的建立与完善过程中逐步产生的。为此，本书以 1998 年中国开始筹建城镇职工医疗保险为政策元年，就医疗费用制衡体系构建的相关政策进行系统梳理（如表 5-1所示）。在全民医疗保险制度的建设初期，并未出现针对医疗费用制衡体系构建的专项文件，而是颁布了大量针对医疗保险支付方式改革的政策文件，这些文件为医疗费用制衡体系的构建做了很好的铺垫。伴随着内外部环境的改善，按病种付费、DRGs 付费等概念逐步进入民众的视野。

表 5-1　中国医疗费用制衡体系构建领域的相关政策文件

发布时间	发文机构	相关政策文件
1998 年 12 月	国务院	《关于建立城镇职工基本医疗保险制度的决定》（国发〔1998〕第 44 号）
1999 年 6 月	劳动与社会保障部、财政部、国家经济贸易委员会、卫生部、国家中医药管理局	《关于加强城镇职工基本医疗保险费用结算管理的意见》（劳社部发〔1999〕23 号）
2002 年 10 月	中共中央、国务院	《关于进一步加强农村卫生工作的决定》（中发〔2002〕13 号）
2004 年 8 月	卫生部	《关于开展按病种收费管理试点工作的通知》
2006 年	卫生部、国家发展改革委、民政部等	《关于加快推进新型农村合作医疗试点工作的通知》（卫农卫发〔2006〕13 号）
2009 年 3 月	国务院	《关于深化医药卫生体制改革的意见》（中发〔2009〕6 号）
2009 年 11 月	国家发展改革委、卫生部	《关于印发改革药品和医疗服务价格形成机制的意见的通知》（发改价格〔2009〕2844 号）
2010 年 2 月	卫生部、中央编办、国家发展改革委、财政部和人社部	《关于印发公立医院改革试点指导意见的通知》（卫医管发〔2010〕20 号）
2010 年 4 月	国务院	《关于印发医药卫生体制五项重点改革 2010 年度主要工作安排的通知》（国办函〔2010〕67 号）
2011 年 2 月	国务院	《关于印发医药卫生体制五项重点改革 2011 年度主要工作安排的通知》（国办发〔2011〕8 号）

续表

发布时间	发文机构	相关政策文件
2011 年 3 月	国家发展改革委、卫生部	《关于开展按病种收费方式改革试点有关问题的通知》（发改价格〔2011〕674 号）
2011 年 5 月	人力资源和社会保障部	《关于进一步推进医疗保险付费方式改革的意见》（人社部发〔2011〕63 号）
2012 年 3 月	国务院	《关于印发"十二五"期间深化医药卫生体制改革规划暨实施方案的通知》（国发〔2012〕11 号）
2012 年 4 月	卫生部、国家发展改革委、财政部	《关于推进新型农村合作医疗支付方式改革工作的指导意见》（卫农卫发〔2012〕28 号）
2015 年 4 月	国务院	《关于全面推开县级公立医院综合改革的实施意见》（国办发〔2015〕33 号）
2015 年 5 月	国务院	《关于城市公立医院综合改革试点的指导意见》（国办发〔2015〕38 号）
2016 年 7 月	国家发展改革委、国家卫计委、人力资源和社会保障部、财政部	《关于印发推进医疗服务价格改革意见的通知》（发改价格〔2016〕1431 号）
2016 年 10 月	国务院	《"健康中国 2030"规划纲要》
2016 年 11 月	国务院深化医药卫生体制改革领导小组	《关于进一步推广深化医药卫生体制改革经验的若干意见》（厅字〔2016〕36 号）
2017 年 1 月	国务院	《关于印发"十三五"深化医药卫生体制改革规划的通知》（国发〔2016〕78 号）
2017 年 1 月	国家发展改革委、人力资源和社会保障部、卫计委	《关于推进按病种付费工作的通知》（发改价格〔2017〕68 号）

发布时间	发文机构	相关政策文件
2017 年 6 月	国务院	《关于进一步深化基本医疗保险支付方式改革的指导意见》（国办发〔2017〕55 号）
2019 年 5 月	国家医疗保障局、财政部、国家卫健委、国家中医药局	《关于印发按疾病诊断相关分组付费国家试点城市名单的通知》（医保发〔2019〕34 号）
2019 年 5 月	国家医疗保障局	《关于开展医保基金监管"两试点一示范"工作的通知》（医保办发〔2019〕17 号）
2019 年 6 月	国家医疗保障局	《关于印发医疗保障标准化工作指导意见的通知》（医保发〔2009〕39 号）
2019 年 6 月	国家医疗保障局	《关于成立疾病诊断相关分组（DRG）付费国家试点专家组的通知》
2019 年 9 月	国家医疗保障局	《关于印发医疗保障定点医疗服务机构等信息业务编码规则和方法的通知》（医保发〔2019〕55 号）

（一）酝酿阶段（1998 年—2008 年）

1998 年，《关于建立城镇职工基本医疗保险制度的决定》（国发〔1998〕第 44 号）出台，城镇职工基本医疗保险制度框架初具模型。1999 年，配套文件《关于加强城镇职工基本医疗保险费用结算管理的意见》（劳社部发〔1999〕23 号）提出了医疗保险支付方式的基本发展框架。2002 年 10 月，《关于进一步加强农村卫生工作的决定》（中发〔2002〕13 号）明确指出，要"逐步建立以大病统筹为主的新型农村合作医疗制度"。从 2003 年起，新型农村合作医疗制度在全国部分县（市）试点。2006 年，《关于加快推进新型农村合作医疗试点工作的通知》（卫农卫发〔2006〕13 号）下发，新型农村合作医疗保险的试点范围逐步扩大。城镇职工医疗保险制度和新型农村医疗保险制度的形成与发展为医疗费用制衡体系构建奠定了良好的制度基础。在此期间，虽然没有出现有关单病种付费模式、按病种付费模式或者 DRGs 付费模式的专项文件，但是相关政策文件为医疗费用制衡体系构建奠定了基础。如 2004 年 8 月，《关于开展按病种收费管理试点工作的通知》下发，选择 7 个省市进行单病种收费模式的试点工作，积极探索医院收费方式的改革。按病种收费模式的试点主要是针对医疗服务机构而言的，但是这项工作要求建立完善的医院信息系统、合理的医疗服务价格，从而为按病种付费模式、DRGs 付费模式的试点与推广打下了良好的制度实施基础。

（二）萌芽阶段（2009 年—2015 年）

2009 年 3 月，国务院发布《关于深化医药卫生体制改革的意见》（中发〔2009〕6 号），明确提出："强化医疗保障对医疗服务的监控作用，完善支付制度，积极探索实行按人头付费、按病种付费、总额预付等方式。"自此，中国医改大幕拉开，医疗保险支付改革的战略地位得以确立。之后，按病种付费模式作为医疗保险支付方式的重要内容，改革正式启动。之后的相关政策文件中，《关于印发改革药品和医疗服务价格形成机制的意见的通知》（发改价格〔2009〕2844 号）、《关于印发公立医院改革试点指导意见的通知》（卫医管发〔2010〕20 号）、《关于印发医药卫生体制五项重点改革 2010 年度主要工作安排的通知》（国办函〔2010〕67 号）、《关于印发医药卫生体制五项重点改革 2011年度主要工作安排的通知》（国办发〔2011〕8 号）等文件不约而同地将按病种付费模式的试点工作定为工作目标，按病种付费模式的重要性不言而喻。作为医疗卫生体制改革的重要组成部分，按病种付费模式在医疗服务价格形成、公立医院改革、医药卫生体制改革领域逐步发挥作用。

2011 年 3 月,《关于开展按病种收费方式改革试点有关问题的通知》(发改价格〔2011〕674 号)提出:"充分认识按病种收费改革的积极意义,规范有序推进按病种收费改革工作。"与按病种付费模式涉及医疗保险领域与医疗卫生服务领域不同,按病种收费模式主要是针对医疗卫生服务领域。按病种付费模式、按病种收费模式两项制度改革同时进行,按病种收费模式的实施可为按病种付费模式的试点打下坚实的实施基础。在按病种收费模式有序实施的有利条件下,按病种付费模式的试点与推广范围也在逐步扩大。《关于印发"十二五"期间深化医药卫生体制改革规划暨实施方案的通知》(国发〔2012〕11 号)、《关于推进新型农村合作医疗支付方式改革工作的指导意见》(卫农卫发〔2012〕28 号)、《关于全面推开县级公立医院综合改革的实施意见》(国办发〔2015〕33 号)一再强调按病种付费模式在公立医院改革中的作用,在相关政策文件的指引下,按病种付费模式逐步替代按服务项目付费模式,在更广阔的医疗保险统筹区域发挥作用。

相较于按服务项目付费模式、按病床日付费模式、总额预算制模式等其他医疗费用制衡方式,按病种付费模式虽然在控制医疗卫生费用的不合理增长、过快增长方面有一定的功效,但是由于按病种付费模式的病种分组数量较少,仍然存在一定的制度缺陷。为此,在按病种付费模式有效实施的基础上,DRGs 付费模式开始出现在相关政策文件中,DRGs 付费模式的试点与推广时机逐渐成熟。2011 年 5 月,《关于进一步推进医疗保险付费方式改革的意见》(人社部发〔2011〕63 号)公布了中国医疗保险支付方式的改革路线图,主要建议各地开展按病种付费模式的试点工作,但同时也提及:"有条件的地区可逐步探索按病种分组(DRGs)付费的办法。"DRGs 付费的概念首次出现在政府相关政策文件之中。之后,《关于城市公立医院综合改革试点的指导意见》(国办发〔2015〕38 号)、《关于控制公立医院医疗费用不合理增长的若干意见》（国卫体改发〔2015〕89号）等文件也提出鼓励推行按疾病诊断相关分组付费方式，在此背景下，DRGs付费模式即将替代按病种付费模式，成为中国医疗费用制衡体系构建的发展趋势。

（三）试点阶段（2016年至今）

2016年10月25日，中共中央、国务院印发《"健康中国2030"规划纲要》，再次明确："全面推进医保支付方式改革，积极推进按病种付费、按人头付费，积极探索按疾病诊断相关分组（DRGs）付费、按服务绩效付费，形成总额预算管理下的复合式付费方式。"至此，医疗保险支付方式改革上升为国家战略。在健康中国的背景下，按病种付费模式的试点工作开始向纵深推进，DRGs付费模式的试点工作开始酝酿。《关于印发推进医疗服务价格改革意见的通知》（发改价格〔2016〕1431号）、《关于推进按病种付费工作的通知》（发改价格〔2017〕68号）逐步将按病种付费模式的实施范围扩大，并将按病种付费模式与按病种收费模式实现有序衔接，为DRGs付费模式的实施确定好具体病种和收费标准。之后，《关于进一步推广深化医药卫生体制改革经验的若干意见》（厅字〔2016〕36号）、《关于印发"十三五"深化医药卫生体制改革规划的通知》（国发〔2016〕78号）一再强调DRGs付费模式试点的重要性。2017年6月，国务院办公厅发布《关于进一步深化基本医疗保险支付方式改革的指导意见》（国办发〔2017〕55号），作为医疗保险支付方式改革的第一个国务院文件，明确指出："重点推行按病种付费。同时，应开展按疾病诊断相关分组付费试点。"中国DRGs付费模式的全面试点工作呼之欲出。2018年12月，国家医疗保障局成立恰逢其时，从此结束了医疗保险治理领域多龙治水的局面，也为医疗费用制衡体系构建创造了更有利的实施条件。

2019年5月，《关于印发按疾病诊断相关分组付费国家试点城市名单的通知》（医保发〔2019〕34号）确定了30个城市作为DRGs付费国家试点城市，DRGs 付费模式的试点与推广工作由地方试点上升为国家策略，由此全国层面的 DRGs 付费试点局面形成。为了保障 DRGs 付费试点工作得以按照时间路线有序进行，与 DRGs 付费试点工作相关的配套文件纷纷颁布。《关于开展医保基金监管"两试点一示范"工作的通知》（医保办发〔2019〕17 号）、《关于印发医疗保障标准化工作指导意见的通知》（医保发〔2019〕39 号）、《关于印发医疗保障定点医疗服务机构等信息业务编码规则和方法的通知》（医保发〔2019〕55 号）不断提出相关措施，为 DRGs 付费的试点工作提供信息基础、技术支持与监管条件。与此同时，由于医疗费用制衡体系构建涉及政府、市场、社会领域多方治理主体，尤其是需要发挥社会力量。2019 年 9 月 3 日，国家医疗保障局发布《关于成立疾病诊断相关分组（DRG）付费国家试点专家组的通知》，成立 DRG 付费国家试点专家组，为 DRGs 付费模式的试点与推广工作提供智力支持。

二、中国医疗费用制衡体系构建的实践历程

有关医疗费用制衡体系构建的实践层面，中国学术界早在 20 世纪 80 年代便已开始对 DRGs 付费的学术探索。受制于信息化水平较低等局限条件，当时的中国并不适合实施 DRGs 付费模式。伴随着全民医疗保险制度的建立，DRGs 付费模式的可行性研究工作再度缘起。不少地区对 DRGs 付费模式的试点工作一直抱有探索热情：一些地区受限于信息化水平，探索实施单病种付费模式与按病种付费模式；一些地区则考虑到制度成本，基于 DRGs 付费模式实施医疗卫生服务绩效评价；还有一些地区，综合考虑各种实际情况，创造性地探索 DRGs 付费模式的本土化设计方案。

（一）DRGs 的引入

伴随着全球学习 DRGs 的浪潮，中国学者也将 DRGs 理念引入①。早在 20 世纪 80 年代初期，哈尔滨医科大第一附属医院便进行了"技术经济责任制"的试点，这一试点可以称之为中国版 DRGs 的雏形。之后，学者们就 DRGs 的引入展开了大量的研究，主要代表有黄惠英等人完成的 DRGs 在北京地区医院管理可行性研究②、马骏等人完成的病种 DRGs 新模式研究③、徐勇勇等对军队医院住院病例进行的分组 DRGs④、张力等人"四型三线"病例分类方法⑤。不过由于信息标准化、疾病编码技术以及成本核算等条件尚未成熟，研究结果表明当时的中国尚不适宜实施 DRGs⑥。这一期间的探索主要是针对 DRGs 展开的，应用范围仅限于医疗服务机构层面。加之全民性的社会医疗保险制度尚未建立，DRGs 付费模式的实践探索并未开展。为了尽快试点与推广 DRGs 付费模式，专家和学者作为研究顾问，对国外 DRGs 付费模式进行学术阐释，为中国 DRGs 付费研究工作奠定学术基础。

（二）单病种付费模式、按病种付费模式的治理实践

伴随着全民医疗保险制度的建立，在医疗保险费用过快增长、不合理增长的背景下，中国医疗费用制衡体系构建问题研究再度缘起，并在

---

① 王小万．DRGs 方法的原理与评价［J］．国外医学．社会医学分册，1990，7（2）：53—56.
② 黄慧英．诊断相关分类法在北京地区医院管理中的可行性研究［J］．中华医院管理杂志，1994：10（3）：131—136.
③ 马骏．DRGs 系统新模式的研究［J］．中国医院管理，1994，14（9）：10—13.
④ 徐勇勇，张音，潘峰，等．基于我国病案首页的病例组合方案与病例组合指数［J］．中华医院管理杂志，2001，17（1）：34—37.
⑤ 张力，马健，李淑惠，等．病种质量费用监控方法研究［J］．中国医院管理，1998，203（6）：27—29. 张力，马健，董军，等．病例组合综合质量评价微机判定系统的设计与应用［J］．解放军医院管理杂志，1999，6（6）：438—440.
⑥ 黄慧英．诊断相关分类法在北京地区医院管理中的可行性研究［J］．中华医院管理杂志，1994（3）：131—136.

不同省份、区域出现了 DRGs 付费模式的试点探索。受制于种种条件的约束，不少地方选择单病种付费模式或按病种付费模式代替 DRGs 付费模式，慢慢积累实践经验。

单病种付费模式、按病种付费模式的地方性探索始于城镇职工基本医疗保险。早在 1997 年，黑龙江省牡丹江市就开始在城镇职工医疗保险中实施单病种定额结算模式[1]，随后拓展到城镇居民基本医疗保险[2]。2001 年，江苏省镇江市医疗保险结算开始实施"总额预算、弹性结算、部分疾病按病种付费相结合"的综合付费方法[3]。2004 年，北京开展按病种付费模式的试点改革，以阑尾炎为突破口进行按病种付费模式[4]。2004 年，上海市在现行医保支付费用预算管理的基础上对部分住院病种实行按病种付费模式试点工作，首批确定 9 种住院病种，2006 年进一步扩展到 17 种[5]。不过需要注意的是，按病种付费模式在很长一段时间内并不是城镇职工基本医疗保险支付方式改革的重点。比如自 2010 年起，上海市放弃按病种付费模式，转向总额预算制模式。按病种付费模式在实施过程中遇到过种种问题，出现了"一波三折"的情形。

新型农村合作医疗制度的情形也类似。2003 年 5 月，陕西省在全省新型农村合作医疗试点县推行"住院单病种定额付费"模式。2003 年 10 月，重庆市黔江区新型农村合作医疗保险制度正式运行，规定了

---

① 荆辉. 住院费用单病种结算在医疗保险中的应用[J]. 卫生经济研究，1998（7）：22.

② 潘利. 牡丹江病种付费 14 年费用控制见实效[J]. 中国医疗保险，2010（6）：45—46.

③ 胡大洋，冷明祥，夏迎秋，等. 江苏省三种基本医疗保险支付方式改革与探索[J]. 中国医院管理，2011，31（2）：48—51.

④ 阎玲. 北京市医疗保险经办管理能力的提升[D]. 北京：首都经济贸易大学，2010.

⑤ 吴丹. 实行按病种付费利弊探讨[J]. 中国卫生资源，2010，13（5）：207—208，219.

507 种住院疾病的费用限价①。2006 年 7 月，江苏省常熟市开始面向新农合住院患者在 30 家定点医疗服务机构，就 30 种疾病类型实施按病种结算模式②。卫计委的一份调查显示，截止到 2014 年上半年，开展住院服务医疗保险支付方式改革的新农合县域占比仅为 47.23%，而其中有 71.44% 的县实施了按病种付费模式，这其中仅 57.76% 的县针对县级医疗服务机构和 48.13% 的县针对乡级医疗服务机构实施了按病种付费模式，从医疗服务机构、支付金额、补偿人次来看，覆盖率都偏低③。2015 年之后，新型农村合作医疗制度与城镇居民医疗保险制度在很多地区实现合并，变为城乡居民基本医疗保险制度，新型农村合作医疗制度领域单病种付费模式、按病种付费模式的探索也便随之终结。

2006 年底，全国共有 4198 家医院实行单病种（5 种以上）限价收费，仅占医院总数的 22%④。而伴随着医疗保险支付方式改革的深入，截止到 2017 年 6 月底，全国已经有 71% 的医疗保险统筹地区开展了按病种付费模式⑤。单病种付费模式逐步过渡到按病种付费模式，病种分组的数量有了大幅的提升，社会医疗保险基金支付标准细化完善，制度的覆盖范围逐步扩大，这便为 DRGs 付费模式的试点与推广工作奠定了基础。

① 张歆，王禄生．按病种付费在我国新型农村合作医疗试点地区的应用[J]．卫生经济研究，2007（2）：20—21.
② 李婷婷，顾雪非，冯奥，等．常熟市新农合按病种付费实施效果分析[J]．中国卫生经济，2010，29（5）：46—48.
③ 程念，付晓光，杨志勇，等．全国新型农村合作医疗支付方式改革现状及问题研究[J]．中国卫生经济，2014，33（11）：26—28.
④ 杨迎春，巢健茜．单病种付费与 DRGs 预付模式研究综述[J]．中国卫生经济，2008，27（6）：66—70.
⑤ 董朝晖．130 个病种等待扩大和细化[J]．中国卫生．2018（5）：26—28.

（三）DRGs 付费的探索

2012 年，中国全民医疗保险的目标基本实现①。随着信息化水平的提升，DRGs 付费模式试点与推广的条件逐渐成熟。在此背景下，有两个国家级的 DRGs 付费系统开发出来，分别是 CN-DRGs 和 C-DRGs，地方性的 DRGs 付费探索也在各地开展②。不过在地方性实践过程中，真正能称为 DRGs 付费模式的地方并不多见，不少地区虽然自称为 DRGs 付费模式，但实际上仍然是按病种付费模式，只不过病种分组数量有所增加。鉴于良好的医疗卫生费用控制效果，为推进社会医疗保险基金支付的精细化管理，抑制医疗卫生费用的不合理增长、过快增长，云南省禄丰县于 2013 年开始试行 DRGs 付费模式，它代表着医疗保险支付方式改革在中国农村地区的又一次尝试③。2003 年，江苏省淮安市创造性地引入了病种分值的概念④，形成了本土化的 DRGs 付费模式，当时的中国刚刚开始建立全民性的社会医疗保险制度，医疗卫生费用的控制压力不大，社会医疗保险信息体系建设尚未健全，江苏省淮安市 DRGs 付费模式在医疗卫生费用控制方面的成功经验未能引发广泛关注。但是随着时间的推移，江苏省淮安市的这种按病种分值付费的医疗费用制衡方式逐渐被多个省、市、县（区）借鉴并推广运用。广东省中山市自 2010 年启动的按病种分值法付费，对江苏省淮安版 DRGs 进

---

① Hao Yu. Universal Health Insurance Coverage for 1.3 Billion People：What Accounts for China's Success？[J]. Health Policy，2015，119（9）：1145—1152.

② 顾昕. 中国医保支付改革的探索与反思：以按疾病诊断组（DRGs）支付为案例 [J]. 社会保障评论，2019，3（3）：78—91.

③ 李大奇，范玉改. 新农合支付方式改革的案例分析[J]. 中国卫生政策研究，2016（12）：73—76.

④ 赵斌. 中国原生的 DRGs 系统：病种（组）分值结算[M]. 北京：社会科学文献出版社，2019：8.

行了调整，在病种分组方法上逐渐加上了手术处置方式和非手术处置方式①。浙江省金华市经过地方化调整，将按病种分值付费改造为"病组点数法"②，并于 2016 年 7 月 1 日起，在市级 7 家医疗服务机构面向一般性住院服务应用实施③。

第二节　典型代表地区的医疗费用制衡体系构建协同治理实践

在医疗费用制衡体系构建领域，一些地方在先行试点的基础上探索出的成功经验被推广至全国，实现了"由点到面"的"试点—推广"的政策过程。北京市是国内首个开展 DRGs 付费试点的省（直辖市）级行政区域，DRGs 付费改革实践的三个阶段也充分体现了渐进式改革的特征。云南省禄丰县 DRGs 付费模式是中国农村地区的首次实践，代表着 DRGs 付费模式在新型农村合作医疗领域的成功使用，开创了二级医院实施 DRGs 付费改革的先河。这两个地区的医疗费用制衡体系构建实践具有典型的代表性，且在医疗费用制衡体系构建协同治理方面具有一定的经验参考。

一、北京市医疗费用制衡体系构建的协同治理实践

20 世纪 90 年代初，北京市开始研究 DRGs 付费模式在本地区的可行性。鉴于当时的信息化水平较为落后，DRGs 付费改革的可行性研究

---

① 顾昕．中国医保支付改革的探索与反思：以按疾病诊断组（DRGs）支付为案例[J]．社会保障评论，2019，3（3）：78—91.
② 顾昕．中国医保支付改革的探索与反思：以按疾病诊断组（DRGs）支付为案例[J]．社会保障评论，2019，3（3）：78—91.
③ 邵宁军，严欣．金华医保"病组点数法"付费改革成效评析[J]．中国医疗保险，2018（4）：41—43.

工作一度搁置。伴随着医疗卫生信息化水平的逐步提高，2003 年，北京市 DRGs 研究工作再度开展，并将其试用于社会医疗保险基金支付领域。在 DRGs 付费模式的有效作用下，北京市社会医疗保险基金的使用效率得到有效提升，住院患者的自付比例有所降低，DRGs 付费改革所带来的医疗费用控制效果、医疗服务绩效提升效果得到认可，并在很大程度上降低了交易费用。2012 年北京市 6 所试点医院纳入 108 个分组的病例，占医疗服务机构医疗保险结算总例数的 39%，分组结果较为稳定①。

（一）加大政府投入，夯实 DRGs 付费的数据基础，有效降低信息费用

病案首页数据质量是实施 DRGs 付费模式的重要基础条件，保障病案首页质量是推行医疗费用制衡体系构建的关键所在。为推进社会医疗保险基金管理精细化，20 世纪 90 年代初，北京市开始实施 DRGs 付费模式的可行性分析，参照美国 DRGs 付费模式中的病种分组器，收集 10 万份病历进行 DRGs 付费模式可行性分析，研究发现各大医疗服务机构的病案首页数据信息可以满足 DRGs 付费模式病种分组的需要，但是由于信息技术水平较低，尚不能立即实施 DRGs 付费模式。伴随着信息化水平的不断提高，2003 年，北京市开始探索 DRGs 付费模式的落地使用。2005 年，北京市建立基于病案首页数据基础的 DRGs 分析模型。2006 年开始，组织临床专家编制统一的病案首页数据字典，同时加大病案首页数据填写的培训与检查力度，确保全市病案首页数据填报合格率达 95% 以上②。真实、有效、准确、可靠的病案首页数据质量，大大

---

① 简伟研，卢铭，胡牧. 北京市按病组付费初期试点情况和效应分析[J]. 中国医疗保险，2015（3）：52—55.

② 张朝阳. 医保支付方式改革案例集[M]. 北京：中国协和医科大学出版社，2016：132—134.

降低了医疗费用制衡体系构建所带来的信息费用。

（二）循序渐进的医疗费用制衡体系构建进程，逐步降低执行费用

北京市 DRGs 付费改革的实践可以分为 3 个发展阶段：第一阶段，DRGs 付费模式在少数定点医疗服务机构的试点；第二阶段，DRGs 付费模式在北京平谷区新型农村合作医疗保险中的应用；第三阶段，DRGs 付费模式应用于社会医疗保险基金总额预付。循序渐进的 DRGs 付费改革，有效减轻了医疗服务机构、临床医师的抵触情绪，大大降低了 DRGs 付费模式的执行费用。

1. 第一阶段：DRGs 付费模式在少数定点医疗服务机构的试点

2011 年 8 月，北京市发布《关于开展按病种分组（DRGs）付费试点工作的通知》。选取的 6 家定点医疗服务机构分别为北京大学人民医院、北京大学第三医院、首都医科大学附属北京友谊医院、首都医科大学附属北京朝阳医院、首都医科大学宣武医院、首都医科大学附属北京天坛医院。DRGs 付费病种分组依据临床诊断、诊疗过程、病情进行分类，将诊疗流程相似、医疗资源消耗相似的病例合并为一个病组。DRGs 付费试点工作以近年来社会医疗保险费用作为数据基础，选择组内差异较小、同质性较高的 108 个病种作为试点病种。DRGs 付费试点阶段，北京市进行医疗卫生成本定价的条件并不成熟，为此借鉴国外经验，DRGs 付费医疗卫生成本定价的数据来源于北京市 2010 年定点三级医疗服务机构诊治的同一病组内，住院患者实际花费的次均医疗卫生费用，而不是通过劳务成本、药品定价等实际消耗进行医疗卫生成本定价。DRGs 付费模式的试点过程中，社会医疗保险基金的支付范围是 6 所医疗服务机构纳入 108 个病组的住院费用。在 DRGs 付费模式下，对 6 所医疗服务机构在试点范围内发生的医疗卫生费用，由社会医疗保险采取基金预付的形式给予支付，即根据 2010 年 6 所医疗服务机构同期纳入试点病种范围的病例数，测算社会医疗保险基金的预付金额。首

先，社会医疗保险基金将第一个月给付金额的90%预付给6所医疗服务机构，而后根据医疗服务机构真实的医疗卫生服务量审核结算。年末，根据6所医院当年医疗卫生服务的实际工作量予以清单①。

2. DRGs付费模式在北京平谷区新型农村合作医疗中的应用

2013年，北京市印发《关于北京市区县新型农村合作医疗综合支付方式改革试点工作的指导意见》（京卫基层字〔2013〕5号），在北京市平谷区新型农村合作医疗保险领域启动了DRGs付费改革试点工作，以医疗保险支付方式改革为契机，推进医疗服务机构综合改革。DRGs付费改革试点方案中，对北京市平谷区医疗服务机构短期住院患者采用DRGs付费模式为主的医疗费用制衡方式。DRGs付费模式所需的基础数据测算依据北京市2011年的全部住院病历，对其进行病种分组后，计算相对权重。对于病种分组实施后，医疗卫生费用差异依然较大的病例，实施综合型医疗费用制衡方式。同时，DRGs付费方案设计还考虑到新型医疗卫生技术的开发应用以及对医疗服务机构的激励作用。北京平谷区新型农村合作医疗中的DRGs付费改革实践表明，县级医疗服务机构因为常见病较多，临床医师的诊疗路径更为清晰，DRGs付费病种分组过程更容易实现，基础费率标准更为稳定，DRGs付费改革的试点经验可供其他县域参考。

3. DRGs付费模式应用于基本医疗保险总额预付

伴随着DRGs付费试点工作的有效开展，DRGs付费的医疗卫生费用控制效果被逐步认可。2013年起，北京市将DRGs付费模式应用于社会医疗保险基金的住院指标额度预算，并将其作为医疗卫生费用支付效率的评价指标。DRGs付费模式首先依据各个医疗服务机构的历史住院数据为每一病组设置相对权重，其次将某一医疗服务机构的全部病种进

---

① 张朝阳. 医保支付方式改革案例集［M］. 北京：中国协和医科大学出版社，2016：132—134.

行汇总，得到某一医疗服务机构的相对权重，最后便可以计算出某一医疗服务机构的医疗服务总量。这样一来，将所有医疗服务机构的相对权重汇总，就可以得出全部医疗服务机构的医疗服务总量。如此一来，北京市在进行社会医疗保险基金总额划分的时候，可以将相对权重作为价格测算的标准，即每一个相对权重下医疗服务机构所获得的医疗保险基金支付费率是一样的，从而提高医疗卫生费用支付计算的透明度。

（三）完善组织架构，有效降低谈判费用与执行费用

北京市 DRGs 付费改革的试点与推进过程中，来自社保、卫生、财政、发改方面的政府相关职能部门有序合作、分工明确，有效降低了谈判费用与执行费用。2011 年 7 月，北京市人力资源和社会保障局、卫生局、财政局、发展改革委等四部门联合发布了《关于开展按病种分组（DRGs）付费试点工作的通知》（京人社医发〔2011〕207 号）。北京市在 DRGs 付费改革试点中尝试建立了矩阵式组织运作模式[①]。良好的组织结构使政府相关职能部门明确了自身在医疗费用制衡体系构建领域的角色与职能，在自身的权责范围内开展工作，不越界也不跨界，大大降低了医疗费用制衡体系构建的执行费用。

（四）严格监督流程，最大限度地降低监督费用

DRGs 付费模式的实施使医疗保险机构可以对医疗服务机构进行标准化监督。一方面，DRGs 付费模式实现医疗服务机构之间的医疗服务费用的可比性。利用 DRGs 付费模式将病种实现分组，同时引入相对权重，使病组之间变得可以比较。另一方面，医疗服务机构之间的医疗服务质量变得可以量化，可以采用病例组合难度系数（CMI）和两周再住院率来衡量医疗服务质量。医疗保险机构可以通过 DRGs 付费服务系统为参保对象（患者）购买到更好的医疗卫生服务。不过在北京 DRGs 付

---

① 邓小虹，张大发，吕飞宇，等 . 北京 DRGs-PPS 的组织实施[J]. 中华医院管理杂志，2011，27（11）：809—812.

费模式的试点与推广过程中，依然存在医疗服务机构"选择病例、推诿病患"的行为。DRGs 付费模式的试点与推广过程中，北京市对各个医疗服务机构实施 DRGs 付费改革的情况进行严格监督，规定住院患者的医疗卫生费用自费部分不应高于上年同期水平。如果在 DRGs 付费模式试点范围内，住院患者当年的医疗卫生费用自费部分高出上年同期水平，社会医疗保险基金将在年底清账时给予医疗服务机构同比扣减。这在很大程度上对医疗服务机构起到了一定的震慑作用，可以最大限度地降低医疗费用制衡体系构建的监督费用。

二、云南省禄丰县医疗费用制衡体系构建的协同治理实践

2003 年，云南省禄丰县开始实施新型农村合作医疗保险制度，并且在住院费用中实施单病种付费模式。鉴于单病种付费模式的医疗卫生费用控制效果，为推进社会医疗保险的精细化管理，抑制医疗保险费用的不合理增长、过快增长，云南省禄丰县于 2013 年开始试行 DRGs 付费模式，它代表着医疗费用制衡方式在中国农村地区的又一次尝试①。在 DRGs 付费改革一系列治理措施出台的基础上，云南省禄丰县医疗卫生费用的不合理增长、过快增长得到了有效控制，医疗服务机构实施 DRGs 付费模式的积极性依然高涨。在 DRGs 付费模式实施后，2015 年，云南省禄丰县医疗服务机构实际垫付的资金与社会医疗保险基金的支付资金之间的差额不大，云南省禄丰县医院成本结余率为 6.89%，云南省禄丰县中医医院成本结余率为 5.5%，云南省禄丰县二院成本结余率为 9.4%②。

---

① 李大奇，范玉改. 新农合支付方式改革的案例分析［J］. 中国卫生政策研究，2016（12）：73—76.

② 李润萍. 云南禄丰：按疾病诊断相关分组付费［J］. 中国卫生，2017（3）：65—66.

（一）依托专家优势，病种分组由"简化版"向"标准版"过渡，有效降低信息费用

云南省禄丰县的 DRGs 付费模式具有较强的地域特色。2013 年，云南省禄丰县对 2008 年至 2012 年期间，新农合领域住院患者的出院病历进行了数据收集，整理过程中发现存在许多问题，如病案首页数据填写不规范，疾病诊断及主要手术操作难以按照国际分类标准进行病种分组。结合本地病案首页数据质量情况，云南省禄丰县设计了"简化版"的 DRGs 付费病种分组方案。首先将所有住院病例分为"手术类"病例与"非手术类"病例；其次将诊疗过程相似、医疗卫生资源消耗相似的病例加以合并，分为"内科组"病例、"外科组"病例两大基本组；最后病种分组综合考虑年龄、性别与并发症等相关信息，对病种的分组进行细分。伴随着病案首页数据的逐步规范，病案首页数据质量逐年提升，2014 年，云南省禄丰县开始实行"标准版"病种分组①。"简化版"病种分组向"标准化"病种分组慢慢过渡，云南省禄丰县 DRGs 付费模式呈现出本土化的特征，有效降低了医疗费用制衡体系构建领域的信息费用。

（二）培育本土化人才队伍，优化协商谈判，有效降低谈判费用与执行费用

2011 年，云南省禄丰县被列为中国第一批实施县级公立医院改革的试点县。为适应县级公立医院改革的要求，国家级新农合专家组对云南省禄丰县的医疗保险支付方式加以考察，于 2013 年实施 DRGs 付费模式。DRGs 付费模式的医疗卫生成本定价过程中，云南省禄丰县通过设定相对权重，将社会医疗保险基金按照年度预算分配到不同的医疗服务机构，达到控制医疗保险费用的目的。对于诊疗难度较大的病例，提

---

① 张朝阳. 医保支付方式改革案例集［M］. 北京：中国协和医科大学出版社，2016：135—147.

高 DRGs 付费相对权重的系数；对于诊疗难度较小的病例，降低 DRGs 付费相对权重的系数。最终，依据前五年的社会医疗保险支出水平进行技术修正，得到每一病组的平均住院费用，再根据每一病种的相对权重、费率水平，确定 DRGs 付费模式下社会医疗保险基金的预付标准。良好的协商谈判机制，有效降低了医疗费用制衡体系构建领域的谈判费用与执行费用。

（三）完善组织架构，强化多元监督，有效降低监督费用

在 DRGs 付费模式的试点与推广过程中，云南省禄丰县运用先进的信息化手段加强医疗费用制衡体系构建领域的监管工作，同时配以全过程管理，随机抽查一定数量的病例，组织临床医务人员对问题病例展开讨论。医疗保险机构长期监测 DRGs 付费模式下病例的入组错误率，促使医疗服务机构、临床医务人员切实规范诊疗行为，提高医疗服务质量，提升医疗服务绩效。同时，为了有效推进医疗费用制衡体系构建，在医疗卫生服务体系内部，医疗服务机构配套进行预算管理、成本核算、绩效考核等一系列的医疗卫生体制改革，实施本土化的临床路径，规范临床医务人员的诊疗行为。云南省禄丰县将监察、审计部门一并纳入改革领导小组成员单位①，合理的组织架构可为 DRGs 付费模式的试点与推广奠定有效基础。由此看来，多元化的监督体系，可以有效地推进医疗费用制衡体系构建，降低监督费用。

第三节　中国医疗费用制衡体系构建协同治理的总体特征

中国 DRGs 付费的试点与推广过程中，多元利益相关者之间出现了

---

① 参见《禄丰县人民政府关于印发禄丰县新型农村合作医疗住院按疾病诊断组付费方式改革试点实施方案的通知》（禄政通〔2012〕140 号）。

"协同治理的雏形"，从世界各国完备的、成谱系的方案中，选择适合中国国情的医疗费用制衡体系构建设计方案，减少了改革和探索的制度风险。在 DRGs 付费模式的试点与推广过程中，政府、市场、社会领域的多方利益相关者之间进行互动融合，不断优化 DRGs 付费设计方案，寻找多方利益相关者可以接受的利益平衡点，以此实现利益共赢与利益共享。

一、政府相关职能部门在医疗费用制衡体系构建协同治理中发挥主导作用

在中国 DRGs 付费模式的试点与推广过程中，首先，相关政策文件给出了医疗费用制衡体系构建目标达成的时间表与路线图。2016 年《关于印发"十三五"深化医药卫生体制改革规划的通知》（国发〔2016〕78 号）提出，到 2017 年，国家选择部分地区开展 DRGs 付费模式的试点工作。2018 年《关于申报按疾病诊断相关分组付费国家试点的通知》，组织开展 DRGs 付费模式的试点申报工作。2019 年《关于印发按疾病诊断相关分组付费国家试点城市名单的通知》（医保发〔2019〕34 号），确定了将 30 个城市作为 DRGs 付费国家试点城市，这 30 个城市涵盖了 4 个直辖市和 26 个地级市。其次，相关政策文件逐步明确了 DRGs 付费病种分组的数量与方法、支付标准的制定与调整。2017 年《关于进一步深化基本医疗保险支付方式改革的指导意见》（国办发〔2017〕55 号）指出：探索建立 DRGs 付费体系，依据疾病病情严重程度、诊疗方法复杂程度和实际医疗卫生资源的消耗水平等进行 DRGs 付费病种分组，DRGs 付费设计方案坚持分组公开、分组逻辑公开、基础费率公开，结合实际运行情况确定和调整完善各个病组之间的相对比价关系。2019 年《关于印发按疾病诊断相关分组付费国家试点城市名单的通知》（医保发〔2019〕34 号）指出，DRGs 付费试点工作

将按照"顶层设计、模拟运行、实际付费"分三年有序推进，通过DRGs付费试点实现"五个一"的目标，即制定一组标准、完善一系列政策、建立一套规程、培养一支队伍、打造一批样板。最后与医疗费用制衡体系构建的相关配套措施稳步推进。2019年《关于开展医保基金监管"两试点一示范"工作的通知》（医保办发〔2019〕17号）提出，在开展DRGs付费模式试点的地区，运用社会医疗保险基金智能监控系统，加强对临床行为的过程监控，丰富大数据分析比较维度，提升DRGs付费改革的监控效果。

中国医疗费用制衡体系构建涉及多个政府职能部门，它们以直接或间接的方式，对DRGs付费试点与推广的内容、步骤提出明确要求，在各方利益相关者的互动、沟通过程中，起到了积极的引导和促进的作用，并为市场主体、社会组织、参保对象等其他非政府主体能力的提高提供了足够的技术、资金等方面的支持。北京市DRGs付费改革的试点与推广过程中，政府相关职能部门协同配合的特点较为突出，社保部门、卫生部门、财政部门等政府相关职能部门职责分工明确、沟通顺畅。云南省禄丰县将监察、审计部门一并纳入DRGs付费改革领导小组成员单位，科学合理的组织架构为DRGs付费模式的试点与推广奠定了基础。

二、市场机制为医疗费用制衡体系构建协同治理注入活力

中国DRGs付费改革的试点与推广过程可以分为三个步骤：首先，邀请医疗服务机构的临床医务人员依据疾病分类方法，将疾病类型按照诊断类型分为若干个病组，每一病组又依据疾病的轻重程度以及有无并发症或合并症等特点分为若干级；其次，邀请相关专家对每一病组每一类疾病的诊治过程进行成本界定；最后，医疗保险机构按照相关标准对疾病诊疗全过程一次性向医疗服务机构支付费用。由于种种条件的限

制，DRGs 付费病种分组与成本定价是方案设计的两个难点。在 DRGs 付费模式下，病种分组、成本定价可以通过公开、平等的协商谈判机制完成，可以有效地缓解医疗保险机构与医疗服务机构的矛盾冲突，实现降低谈判费用的目的。从本质上讲，DRGs 付费模式的试点与推广意味着多方利益相关者之间的公共契约模式的订立，公共契约模式的订立无疑是市场机制的运作。市场机制的引入，可为协同治理的实现注入活力。在市场机制的作用下，政府、市场、社会领域的多方利益相关者在医疗费用制衡体系构建领域共同合作，共担风险和责任，对医疗费用制衡体系构建的产出和结果共同负责。

DRGs 付费这一医疗费用制衡方式的实施难度加大，需要更高的信息化水平、监管水平，单单依靠政府相关职能部门的力量难以有效实现医疗费用制衡体系构建协同治理，为此需要充分借助市场力量。《关于城市公立医院综合改革试点的指导意见》（国办发〔2015〕38 号）提出："鼓励推行按疾病诊断相关分组付费方式。充分发挥各类医疗保险对医疗服务行为和费用的调控引导与监督制约作用，利用商业健康保险公司的专业知识，发挥其第三方购买者的作用。"鉴于自身的人员配置与专业背景，医疗保险经办机构难以承担方案制定、监督管理等多样化的实施任务，而市场领域存在成熟的管理队伍、丰富的数据资源、有效的监管手段，在信息系统构建、维护与更新方面极具优势，政府相关职能部门需要加强与市场主体的沟通与合作。同时，市场主体为了追逐利润，赢得更多与政府相关职能部门合作的机会，会更加主动提升自身服务效率，提升服务质量。

三、社会组织在医疗费用制衡体系构建协同治理中的作用日趋增强

社会力量被激活，为治理主体多元化提供了更多的可能性。社会组

织的服务具有创新、灵活、多元化等特点。就 DRGs 付费模式的试点与推广而言，无论是前期的方案设计，还是后期的全方位监管，都需要社会组织的参与。2010 年，受国家卫生计生委财务司委托，国家卫生计生委卫生发展研究中心开始研制《全国按疾病诊断相关分组收付费规范》①，并于 2016 年底研制成功，这为 DRGs 付费模式在全国层面收费标准的统一提供了方案支撑。同时，DRGs 付费改革领域常见的诊断上爬、诱导住院、风险选择、分解住院等，必将造成参保对象（患者）的利益受损。由此，为了减少参保对象（患者）的利益受损，行业协会等社会组织启动社会治理将成为医疗费用制衡体系构建的内生发展需求。另外，凭借着自身的中立地位，社会组织还可以充分发挥第三方评估的作用。2017 年 10 月，清华大学医疗服务治理研究中心采集了浙江省金华市试行 DRGs 付费改革一年（2016 年 7 月 1 日至 2017 年 6 月 30日）的数据，评估了浙江省金华市"病组点数法"这一医疗费用制衡方式的实施效果。这种利用第三方力量进行评估的方式开始被其他省市纷纷效仿。

综合来看，在中国医疗费用制衡体系构建领域，政府相关职能部门虽然仍然处于主导地位，为医疗费用制衡体系构建提供政策支持与财政保障，但是市场主体、社会力量也开始慢慢释放能量并逐步走向成熟。商业保险公司、软件公司等市场主体利用自身专业优势，承接医疗费用制衡体系构建领域的具体业务。行业协会等社会力量开始为医疗费用制衡体系构建提供社会监督。医疗费用制衡体系构建的治理工作不再仅仅局限于单一的政府主体，政府相关职能部门通过购买服务、委托运营、合同外包等多种方式，实现了政府相关职能部门与市场主体、社会力量之间的有效合作。

---

① 王珊，杨兴宇，郎婧婧，等．全国按疾病诊断相关分组收付费在医院的应用探讨[J]．中国医院管理，2017，37（6）：5—7．

第六章

医疗费用制衡体系构建协同治理的现行状态与面临的难题

　　无论是从国外医疗费用制衡体系构建协同治理的实践经验还是从中国医疗费用制衡体系构建的总体特征来看，协同治理已然成为医疗费用制衡体系构建领域的关键词。中国医疗费用制衡体系构建正处于初级阶段，协同治理的现行状态如何？政府、市场、社会领域多方利益相关者之间的关系如何？医疗费用制衡体系构建协同治理面临哪些深层次的问题与挑战？这些问题的回答对于促进中国医疗费用制衡体系构建协同治理具有重要的理论意义与实践意义。为此笔者以 Y 市为例，借鉴 SFIC 协同治理分析框架，对整个医疗费用制衡体系构建协同治理的实践过程进行微观层面的深入分析。

第一节 协同治理的理论分析框架

一、SFIC 协同治理分析模型

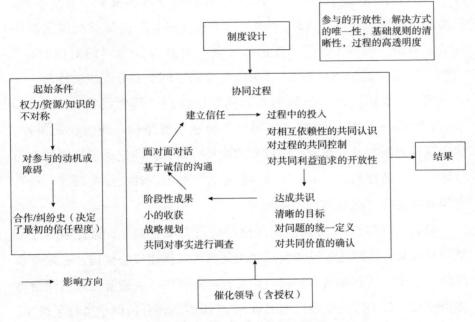

图 6-1 SFIC 协同治理分析模型

资料来源：Ansell Chris and Alison Gash. Collaborative governance in theory and practice[J]. Journal of Public Administration Research and Theory, 2007（18）：543—571.

SFIC 协同治理理论分析模型是由起始条件（Starting Conditions）、催化领导（Facilitative Leadership）、制度设计（Institutional Design）和协同过程（Collaborative Process）四个部分组成的模型。SFIC 协同治理理论模型的每个部分均由诸多细分变量组成。其中，协同过程是 SFIC

协同治理理论模型的核心内容，而其他部分则为 SFIC 协同治理理论模型设定背景或进行影响①。

二、修正后的协同治理分析模型

SFIC 协同治理理论模型主要存在几个方面的不足。

第一，Ansell 和 Gash 认为，协同过程包括"面对面对话""建立信任""对过程的投入热情""达成目标共识""阶段性成果"五个部分。但结合调研情况，本书认为，"对过程的投入热情"应该放在催化领导环节。为此，本书将协同过程加以简化，将其设计为"面对面对话""建立信任""达成目标共识""阶段性成果"四个部分组成的环形。

第二，对协同治理过程的阐述仍无法摆脱"线性结构"的不足。Ansell 和 Gash 将协同治理的协同过程看成环形结构。而将起始条件、催化领导和制度设计作为协同过程的推动变量，共同促成了协同治理的最终结果。结合调研，本书发现起始条件、制度设计、催化领导、后果之间也应摆脱"线性结构"的束缚。

本研究拟在 SFIC 协同治理理论框架研究的基础上，综合国内外最新研究成果，构建能够反映医疗费用制衡体系构建核心架构，有效整合政府、市场、社会领域多方利益相关者所需资源、关键要素的协同治理理论模型。基于以上发现，本书对 SFIC 协同治理分析模型进行了修正，努力针对以上几点不足对 SFIC 协同治理模型进行补充和完善。具体如图 6-2 所示。

---

① 田培杰. 协同治理：理论研究框架与分析模型[D]. 上海：上海交通大学，2013.

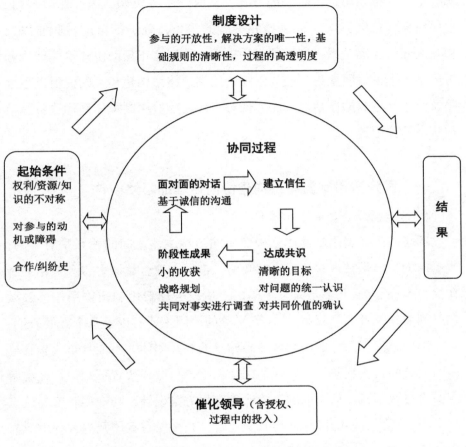

图6-2　修正后的协同治理分析模型

第二节　医疗费用制衡体系构建协同治理现行状态分析

医疗费用制衡体系构建协同治理系统是由诸多利益相关者构成的复杂社会系统。除系统本身的关键要素外，政府、市场、社会领域多方利益相关者之间的关系、状态也会对协同治理系统的有效运行产生重要影响。本研究拟采用定性研究的方式，从医疗服务机构、医疗保险部门、参保对象（患者）等不同利益相关者的视角，分析其角色与职能以及相互之间的互动关系，解析其行为策略。依据修正后的协同治理理论分析模型，本书对所搜集到的与医疗费用制衡体系构建相关的资料进行编码及概念、范畴的概括，进而实现对当前医疗费用制衡体系构建协同治理状态的理论建构。

一、医疗费用制衡体系构建协同治理的起始条件

（一）权力/资源的不平等性

理想的医疗费用制衡体系构建协同治理主体之间的关系是对等的、非单向的。但是在现实情况中，政府、市场、社会领域多方利益相关者在权力/资源方面并不是完全平等的。造成医疗费用制衡体系构建领域多方利益相关者之间权利/资源不平等的原因主要有以下几个方面。

第一，参与医疗费用制衡体系构建的利益团体并不能真正代表其群体内成员的真实利益。由以往的医疗保险支付方式改革可知，在社会医疗保险付费领域，从初期的医疗保险支付方案设计，到中期制度的试点与推广，再到后期的医疗保险基金监管，几乎所有程序及内容都由政府相关职能部门来确定，市场主体、社会组织等非政府主体在很大程度上听命于政府相关职能部门，并不能真正代表其内部成员的利益诉求。具体说来，医疗保险机构与医疗服务机构尽管并没有行政隶属关系，但由于在特定的医疗保险统筹地区，医疗保险机构是单一的社会医疗保险基金付费者，习惯听命于政府相关职能部门的行政命令自然会成为医疗保险治理常态，这样一来，便为医疗费用制衡体系构建带来了更多潜在的矛盾。

医院是公立医院，很大程度要靠财政吃饭，医疗费用的报销要

靠医疗保险机构，不听医保部门的安排，医院怎么生存和发展，医院也可以提出自己的意见，但是起到的作用不大。这个情况在全国层面都是一样的吧，民营医院虽然是自主性强一些，但是也得听命于政府。医疗保险基金是指挥棒，调控能力还是非常强大的。

第二，医疗费用制衡体系构建领域的某些治理主体因为信息的不对称，难以参与到协商谈判过程。临床专业知识或技能差异悬殊的利益相关者在进行沟通和合作时需要花费更大的心力和成本。在医疗费用制衡体系构建领域，无论是社会医疗保险机构、商业保险公司、软件公司、行业协会还是参保对象（患者），都无法对医疗服务机构、临床医务人员行为的合理性进行有效甄别。尤其是对医疗保险经办机构而言，业务人员由于受到临医学专业技术的限制，在制度设计、开发与监管等方面存在着先天不足。

医疗保险部门只能通过一些简单的标准来对临床医务人员进行评价，如入径结算率、平均住院天数、平均住院费用等。医疗保险经办机构的多数业务人员不是临床医学专业出身，对于临床医务人员的诊疗行为是否合理，难以做出独立的判断，对于医疗保险基金的事后监督也很没有底气。一个病号该做几次CT，该如何开展手术治疗，医疗保险部门其实没有太多的发言权。

与此同时，病案首页数据的质量极大影响着医疗费用制衡体系构建的治理效果。从调研情况看，不论是三级医疗服务机构，还是二级医疗服务机构、一级医疗服务机构，各级医疗服务机构之间普遍存在病案室业务人才奇缺的现象。很多医疗服务机构的病案室业务人员多为非专业人员或不受重视的职工家属，部分医疗服务机构的病案首页数据并不是由病案室的业务人员上传而是由医保办的管理人员负责上传，这就有可能产生外行人看不懂内行话的现象。

现实情况是优秀的病案编写员非常稀缺，能够通过病案编写员资格考试的人员寥寥无几。现有的编码人员队伍根本无法满足需要，现在医院正在制定人员招聘计划，准备高薪挖人。

第三，有些治理主体没有足够的人力、物力、财力参与到协同治理过程。医疗保险机构现有的人员数量及人员结构难以适应医疗费用制衡体系构建的协同治理需求。医疗保险经办机构的基层业务人员数量有限，却要应对成百上千的临床医务人员和成千上万的参保对象（患者），日常工作极为烦琐。即便有了医疗保险信息系统、医院信息系统的帮助，医疗保险经办机构的业务人员花费心力最多的仍然是审查社会医疗保险付费领域各项医疗卫生服务的"合理性"，然后与医疗服务机构沟通协商，经过讨论之后，决定支付还是拒付社会医疗保险基金。此类工作耗时耗力，使得本来人员不足的医疗保险经办机构面临更多的任务挑战。

与医院谈判容易得罪人，监督工作也很烦琐。医疗保障局现在一共有经办人员 50 人左右，经常加班加点。

与此同时，调研发现，在医疗服务机构层面，每位编码人员完成病案录入已经是最大的工作极限，对于更多的任务要求实属无暇顾及。在一些医疗服务机构，由于面临较大的社会医疗保险基金偿付压力，为了提高社会医疗保险基金的结余率，病案室的工作人员被要求提升病种高分值、高权重编码的编写，而忽略应有的诊断编码合理性的要求，从而导致本院病种结构发生较大变化，导致病案首页数据信息与住院患者诊疗事实不相符的情况时有发生。

（二）协同动机

在医疗费用制衡体系构建领域，政府相关职能部门、医疗服务机构、商业保险公司、社会组织、参保对象（患者）等多方利益相关者基于自身利益的考虑，具有不一样的协同治理需求，在协同动机方面存在冲突。

第一，政府、市场、社会领域的多方治理主体是否参与协同治理在很大程度上取决于他们对医疗费用制衡体系构建未来预期的高低。对于医疗保险机构而言，医疗费用制衡体系构建旨在通过标准化的社会医疗保险基金付费标准控制医疗卫生费用的不合理增长、过快增长，借此缓解社会医疗保险基金的支付压力，降低各级政府的财政压力。实现医疗卫生费用的有效控制，保障社会医疗保险基金安全成为医疗费用制衡体系的设计初衷。

> 国家政策层面要求降低医疗保险费用的征缴，减轻企业负担，刺激经济发展；参保对象则要求提高医疗保险待遇，这就给医疗保险部门的工作开展带来了麻烦。不同省份的医疗保险基金丰歉不一，提高待遇可能会导致医疗保险基金收不抵支。

市场主体参与医疗费用制衡体系构建协同治理更重要的目标是获得政府相关职能部门的资源，争取到更多与政府职能部门合作的机会，取得政府相关职能部门的资金支持。市场主体考虑更多的是自身的利润空间，即便是暂时的利润受损也是可以接受的，只要未来可以在医疗费用制衡体系构建领域获得更多的利润。

> 软件公司之间的竞争还是非常激烈的，大家都想提升自身的社会声誉，与政府合作就是最好的广告方式，大家都想着能够通过合作项目，可以与医疗保险机构建立起长远的合作关系。

第二，医疗费用制衡方式的多样性也会影响政府、市场、社会领域多方治理主体的参与意愿。DRGs 付费模式正处于试点阶段，病种分组覆盖范围很小，尚未实现市级层面的统筹。不管是三级医疗服务机构，还是二级医疗服务机构、一级医疗服务机构，都存在多种医疗保险支付方式并存的情况。按服务项目付费模式、按病床日付费模式、按人头付费模式、总额预付制等模式同时存在，并未因为DRGs付费模式的试点工作就全然取消。这样一来，医疗服务机构便可以在政策允许的范围内，找到其他的医疗费用制衡方式来替代DRGs付费模式，医疗服务机构参与DRGs付费改革的协同意愿由此大大降低。

医生为了增加收入来源，可以将部分重症患者转至未开展DRGs付费的医院，避免给自己和医院的收入带来损失。由于DRGs付费模式正处于试点阶段，制度的约束性还是不强，当患者发生并发症时，医生可以选择不把患者纳入DRGs付费的病种分组，治疗过程中也随时让患者因为各种因素而出组。

第三，政府、市场、社会领域的多方治理主体参与医疗费用制衡体系构建协同治理，更多时候取决于各自治理主体之间的资源依赖。具体到医疗费用制衡体系构建领域，医疗保险机构、医疗服务机构、商业保险公司等参与主体各自拥有独特的组织优势。医疗保险机构是医疗费用制衡体系构建相关政策的制定者和调整者，具有相对的权力优势，而医疗服务机构、商业保险公司等主体具有专业的技术优势。政府相关职能部门与市场主体、社会组织之间在医疗费用制衡体系构建领域具有功能互补的关系，资源依赖性较强。

医保部门首先需要向医疗服务机构学习专业的医学知识，同时还得引入第三方的市场人员和技术；医疗服务机构对政府的资源依赖性主要体现为医疗保险基金的获取，社会组织对政府的资源依赖更强一些，因为毕竟要靠政府的扶持才能生存。

（三）合作/纠纷史

政府、市场、社会领域的多方治理主体是否有过合作或纠纷史，会在很大程度上影响医疗费用制衡体系构建协同治理目标的实现。自社会医疗保险制度建立之日起，医疗服务机构便开始与医疗保险机构等政府相关职能部门合作。在以往的社会医疗保险基金付费领域，医疗服务机构与医疗保险机构有过多年的合作史，或多或少地产生了一定的矛盾与摩擦，也产生了一定的纠纷，这一点突出体现在社会医疗保险基金的划拨层面。

> 医疗保险基金每年都存在赤字现象。去年医疗保险基金欠了我们医院百万元，这笔钱需要我们自己内部解决，这给我们医院出了一个大难题。

同时，在以往的合作过程中，医疗保险机构与医疗服务机构之间并未实现话语权的平等。医疗保险机构只是一味地过分依赖政策颁布、行政命令等方法去推动医疗保险支付方式改革，柔性的管理方式少见，部分医疗服务机构、临床医务人员对医疗保险机构的管理人员产生了一定的不满情绪，不过更多的情况是敢怒不敢言。

> 虽说卫生部门是复责审核医务人员诊疗行为的，但是现实情况是医疗保险部门是管钱的，他们的审核要比卫生部门严格得多，医疗保险部门通常会设定一些考核指标，如果医院不符合考核指标就要扣钱。这种情况这几年还是很多的。医院和医生都很上火。

由此看来，医疗服务机构与医疗保险机构等政府相关职能部门之间的纠纷史，为医疗费用制衡体系构建协同治理留下了较大的提升空间。

二、医疗费用制衡体系构建协同治理的催化领导

（一）催化领导的参与者

医疗费用制衡体系构建协同治理能否成功很大程度上取决于领导人

物的魄力、水平以及合作意识。

领导的作用是很关键的。在 DRGs 付费试点比较成功的城市，大部分是由分管此项工作的副市长来牵头的，比如，有名的像福建省三明市副市长詹积富，他担任了医改领导小组组长。因为毕竟 DRGs 付费涉及多个政府部门，不同政府职能部门之间很难实现真正的统一，需要更高一级的领导出面才好一些。DRGs 付费能不能顺利开展，关键要看领导的认识到不到位，支持的话，推进是很快的，不支持的话，就会很有难度或者说不可能。

（二）催化领导的结构和过程

结合调研实际，在 Agranoff 和 McGuire 相关研究①的基础上，笔者将医疗费用制衡体系构建协同治理的催化领导行为分为启动、构架、鼓励以及综合四种。

第一，启动。在医疗费用制衡体系构建的启动过程中，政策导向、行政命令成为医疗费用制衡体系构建的制度性因素。"强化政府主导、重视市场力量、加大社会参与"等逐渐成为医疗费用制衡体系构建领域的关键词，为协同治理创造了良好的政策实施氛围。在国家相关政策的导引下，Y 市医疗保障局、财政局、卫生健康委员会等政府相关职能部门联合印发《按疾病诊断相关分组（DRG）付费试点工作方案》，要求"统筹兼顾，形成试点工作合力"，将与 DRGs 付费改革相关的利益相关者纳入治理中。

医保局的目标是用三年的时间把全市所有类型医疗服务机构都纳入 DRGs 付费领域，在这个过程中，我们也要学会倾听专家学

---

① Agranotf, Robert., Michael McGuire. Big Questions in Public Network Management Research[J]. Journal of Public Administration Research and Theory, 2001, 11 (3): 295—326.

者、社会媒体、行业协会、参保对象的意见，让社会各界都为协同治理增添一分力量。

第二，构架。在 DRGs 付费模式的试点与推进过程中，Y 市成立了由市医疗保障部门、财政部门、卫生部门等政府相关职能部门负责人组成的市按疾病诊断相关分组付费试点工作领导小组。DRGs 付费改革领导小组主要承担：研究制定推进 DRGs 付费改革试点的有关政策措施；审议 DRGs 付费改革试点方案、配套文件、相关标准和年度工作重点；协调 DRGs 付费改革试点工作中的重大政策和重大事项，加强 DRGs 付费改革督促检查；评估 DRGs 付费改革试点的成效，研究 DRGs 付费改革工作中遇到的问题，交流宣传等工作。

第三，鼓励。在相关政策文件的导向下，借鉴其他地区 DRGs 付费改革的有益经验，Y 市政府相关职能部门在医疗费用制衡体系构建领域积极作为，不论是层层政治压力的传达，还是对医疗费用制衡体系构建的财政支持，都体现出对医疗服务机构等非政府主体积极的鼓励行为。

　　DRGs 付费改革作为一项触及医疗卫生领域深层次利益的改革，必然会遇到来自既得利益集团的重重阻力。在这场复杂的博弈过程中，医疗保险基金是撬动整个 DRGs 付费改革的最有利杠杆，最能发挥激励作用，是政府手中最能调动全局的指挥棒。

第四，综合。综合，即领导者为参与医疗费用制衡体系构建的各方利益相关者提供参与条件。对于领导者而言，关键在于有没有参与改革的决心，有没有撬动既得利益集团的勇气，敢不敢触动既得的利益格局。如果医疗费用制衡体系构建完成，参保对象（患者）付出了沉重的代价，只有政府有关职能部门获得了一定的业绩，医疗服务机构的灰色收入并没有被消除，那么这项改革就是失败的。领导者应该是为广大的参保对象（患者）谋得福利，需要统筹考虑改革大局。

三、医疗费用制衡体系构建协同治理的制度设计

协同治理的制度设计需要重点关注进协同治理程序的渠道和公开透明的协同治理过程两个方面的内容。

（一）进入医疗费用制衡体系构建协同治理程序的渠道

医疗费用制衡体系构建的合法性在某种程度上取决于政府、市场、社会领域多方治理主体对其是否被"公平对待"的感知，进入医疗费用制衡体系构建协同治理程序的渠道对于政府、市场、社会领域各方治理主体都应该是公开透明的。调研发现，Y市DRGs付费模式的试点与推进过程中，商业保险公司、软件公司等市场主体，行业协会等社会组织以及参保对象（患者）的参与度还是非常有限的。

DRGs付费的病种分组与成本定价方案基本上是由医疗保险机构根据国家层面的政策规定，结合一些研究专家的意见制定而成的，卫生部门、财政部门虽说有参与，但是参与度很低，也可以说类似于协助，医疗服务机构只是少部分的临床医务人员参与进来，社会组织也没参与到制度设计中，民众更谈不上。

在DRGs付费模式的试点与推广过程中，除了医疗保险机构以及少数权威的临床医务人员，医疗服务机构、商业保险公司、软件公司、行业协会、参保对象（患者）等其他利益相关者往往以怀疑的心态进入协同治理领域。

（二）公开透明的医疗费用制衡体系构建协同治理过程

病种分组、成本定价、权重设定等制度设计使DRGs付费模式优于其他医疗费用制衡方式。医疗费用制衡体系构建过程公开透明，可以明确界定政府、市场、社会领域多方利益相关者的职责权限。然而在实践层面，从DRGs付费模式的试点与推广过程来看，医疗费用制衡体系构

建更像是一个政府相关职能部门的内部性行为，市场主体、社会力量并不能完全清晰地把握医疗费用制衡体系构建的详细路径和具体环节。

DRGs 付费的病种分组、成本定价方案没有及时地向当地的医疗服务机构公开；数据收集、病种分组、成本定价、权重设定等等内容，都是来自医疗保险机构方面，谈不上社会公开。

四、医疗费用制衡体系构建协同治理的协同过程

（一）面对面对话

"如果没有真正的对话，协同治理中的利益相关者就无法从他们的多样性和相互依存的关系中获益。"[①] 具体而言，医疗费用制衡体系构建领域的面对面对话可以包括公共协商平台、问题解决机制以及纠纷解决机制等。

第一，公共协商平台。在公共协商平台这一层面，医疗费用制衡体系构建领域的各方利益相关者通过公开、平等的讨论，发现医疗费用制衡体系构建协同治理存在的问题与挑战。

如果将医疗保险基金比作一个蛋糕的话，DRGs 付费改革是将蛋糕进行分配的工具。蛋糕分配的过程必须是公开透明的，需要拿到台面上来分。

第二，问题解决机制。医疗费用制衡体系构建协同治理过程中，不可避免地会出现各种各样的难题，一旦出现问题，医疗保险机构等政府相关职能部门需要发挥催化、领导作用，广泛征求参与医疗费用制衡体系构建协同治理的各方利益相关者的意见，尽可能形成一个政府、市

---

① Booher, D. E. Collaborative Governance Practices and Democracy[J]. National Civic Review, 2004, 93（4）: 32—46.

场、社会领域各方利益相关者都能接受的问题的解决方案。

针对 DRGs 付费实施过程中出现的异常病例，需要由医疗保险机构牵头，组织医疗服务机构的权威专家进行审核，最终找出问题的解决方案。

第三，纠纷解决机制。纠纷解决机制比问题解决机制需要处理的问题更为棘手，矛盾和冲突更为激烈。当政府、市场、社会领域不同利益相关者在医疗费用制衡体系构建领域不断发生利益冲突的时候，纠纷解决机制便需要发挥其重要作用。与问题解决机制的情况不同，纠纷解决机制需要处理的是更为明显的利益冲突、利益纠纷，需要更加小心谨慎地处理。

（二）建立信任

在 DRGs 付费模式的试点与推广过程中，政府、市场、社会领域多方利益相关者达成完全信任关系是一种无法达到的"理想状态"。在 DRGs 付费模式的试点与推进过程中，多方利益相关者之间往往是以猜疑而非信任开始的。由于医疗费用制衡体系构建涉及的利益相关者数量众多，利益相关者之间的信任关系可能会呈现出多种形式。Y 市医疗费用制衡体系构建过程中，政府、市场、社会领域多方利益相关者之间出现了相互的怀疑。具体表现为以下几点。

第一，参保对象（患者）对医疗服务机构的信任度偏低。调研中发现，很多参保对象（患者）怀疑 DRGs 付费模式使"医疗服务缩水"，担心"限价政策"会使医疗服务机构、临床医务人员在诊疗过程中"偷工减料"，影响参保对象（患者）的诊疗效果，损害到参保对象（患者）的实际利益。

我不太了解 DRGs 付费，但是便宜没好货，这样优惠的政策是有所猫腻吧。费用降下来了，服务质量应该也多少有所下降吧。是不是医务人员的水平也下降了？这么优惠的费用，是不是把主任医师换成了实习生？我有点怀疑。

对于更为关注医疗服务质量的卫生部门而言，也存在同样的担心。

DRGs 付费模式是针对住院费用而言的，新的制度实施了之后，会不会出现这种情况：以往只要吃药就可以好的病，变成非要动刀了？对于老百姓而言，是多吃药好些，还是多动刀好些呢？

在 DRGs 付费模式的试点与推广过程中，相较于三级医疗服务机构、二级医疗服务机构，参保对象（患者）对一级医疗服务机构的信任度和满意度普遍较低，导致一级医疗服务机构试点 DRGs 付费模式的参与度、积极性不高。

医学还没有进步到那个理想的程度，并不是所有的疾病都是可以治愈的，但是老百姓似乎不愿意接受这个事实，执着地认为三甲医院肯定能治好自己的疾病，其他医院就没有这个能力。

医疗费用制衡体系构建本身意在推动医疗卫生资源的有效配置，实现医疗卫生资源的下沉。但是实施 DRGs 付费模式以来，Y 市三甲医院仍然集中了该地区的大部分医疗卫生资源，仍然垄断了该地区的大部分参保对象（患者），医疗卫生资源的有效配置格局并未形成。

60% 以上的医疗保险基金流向了三甲医院，Y 医院、T 医院、B 医院这 3 家三甲医院的医疗保险基金报销占到了全市医疗保险基金支出的 40% 左右。老百姓的就医习惯不是一下子就能改变的，DRGs 付费模式的设计初衷虽然是想尽快实现医疗卫生资源的合理配置，但这需要一个漫长的过程。

第二，参保对象（患者）对医疗保险机构的信任度不足。DRGs 付费模式是一项惠民利民的医疗费用制衡方式，理应受到参保对象（患者）的欢迎与支持，但是 DRGs 付费模式的试点与推进远未如政策所预计的那样顺利。

> DRGs 付费模式之所以难以推广，可能与这些年的医改有关，医改虽然总体方向是绝对正确的，但是仍然有很多考虑不周全的地方。有些问题经过媒体的渲染，被刻意放大了。

DRGs 付费模式使医疗服务机构、临床医务人员的诊疗过程变得更为公开透明，在一定程度上消灭了医疗服务机构、临床医务人员的灰色收入。对于医疗服务机构、临床医务人员而言，极为担心参与 DRGs 付费改革会使自己的收入受到影响。调研过程中发现，启动 DRGs 付费模式之初，医疗服务机构、临床医务人员普遍有所抵触，认为这是"卡脖子"，给医院戴上了"紧箍咒"。

第三，政府相关职能部门对商业保险公司、软件公司等市场主体的信任度不高。商业保险公司、软件公司等市场主体作为医疗费用制衡体系构建的重要参与主体，正通过政府购买服务、委托代理等多种形式积极参与到医疗费用制衡体系构建协同治理过程中。然而，由于 DRGs 付费模式正处于试点阶段，政府相关职能部门与商业保险公司、软件公司等市场主体之间的合作历程相对较短，无论是医疗保险机构还是医疗服务机构、参保对象（患者），对商业保险公司、软件公司等市场主体的信任度都不高。

> 现在市面上提供病种分组器的软件公司有很多个，很多软件公司后面站着的是政府官员，这个在做招标的时候是需要提前进行调查的。

第四，政府相关职能部门对行业协会等社会组织的独立性信任不足。社会组织自 DRGs 付费改革试点之初就得到了政府相关职能部门的大力支持，因为双方在医疗费用制衡体系构建目标的认识上并不存在冲突。但是，由于社会组织对政府相关职能部门存在高度依赖，使政府相关职能部门缺乏对社会组织独立性的信任。

> 行业协会的话，病案协会的作用比较大，但是目前看来，也是与一些专家学者或者其他人士联系起来了，这就有一定的政治风险，所以行业协会的意见我们也会慎重考虑。

（三）达成共识

协同治理的目标是在众多的参与者之间达成共识①。然而在 DRGs 付费模式的试点与推广过程中，政府、市场、社会领域各方利益相关者的关注点并不一致，医疗费用制衡体系构建共识达成困难重重。

第一，医疗保险机构更为关注社会医疗保险基金安全与医疗卫生费用控制。社会医疗保险基金收支平衡成为各级医疗保险部门开展医疗费用制衡体系构建的风向标。如果社会医疗保险基金整合不力，地方医疗保险部门便会受到上级主管部门的批评。为保障社会医疗保险基金安全，医疗保险部门多次发文，要求强化社会医疗保险基金管理。正是由于过度重视医疗保险基金安全，医疗保险机构缺乏足够的动力去关注 DRGs 付费模式的改进。DRGs 付费模式的试点与推广过程中必然涉及新型医疗技术、新药品的研发与应用。在社会医疗保险基金安全问题面前，这些问题的重要性被淡化许多，让位于 DRGs 付费模式运行的稳定性。这样一来，医疗服务机构、临床医务人员产生了一些不满情绪。

> 患者的病情是复杂多变的，DRGs 付费的付费标准是僵化、机

---

① Thomson, Ann., Perry, et al. Collaboration Processes: inside the Black Box[J]. Public Administration Review, 2006, 66 (1): 20—32.

械的，会限制医生的思维，增加工作量与难度。

第二，医疗服务机构更为关注医疗卫生服务安全与经济收入。医疗费用制衡体系构建涉及医疗服务机构的多个科室，如各业务科室、医务科、病案科、医保科、核算科、信息中心等。各科室在医疗费用制衡体系构建过程中承担的主要任务有：提供各类医疗卫生服务，协作医疗保险机构开展病种分组、成本核算、权重设定等方案设计工作。医疗服务机构在医疗费用制衡体系构建协同治理过程中发挥着重要的作用，但是与医疗保险机构关注医疗卫生费用控制和社会医疗保险基金安全不同，临床医务人员重在关注医疗卫生服务的安全性与经济收入。部分临床医务人员认为 DRGs 付费模式的试点与推广增加了医疗服务机构、临床医务人员的工作负担，临床医务人员除了为参保对象（患者）提供诊疗服务，还需要额外承担财务和出纳的角色，工作强度增大，工作满意度降低。

第三，参保对象（患者）更为关注诊疗效果、个体利益与短期利益。在 DRGs 付费模式的试点与推广过程中，医疗卫生费用支出的数额尽管庞大，但是对于某一个参保对象（患者）而言，由于社会医疗保险制度提供了社会统筹部分的基金支付，个人需要自行承担的医疗卫生费用数额较少，参保对象（患者）自身面临着较低的机会主义成本。于是，参保对象（患者）在医疗费用制衡体系构建领域产生了较多的机会主义行为。调查中发现，部分参保对象（患者）在 DRGs 付费模式下依然存在过度消费行为。部分参保对象（患者）刻意追求高档次用药、高端检查、高规格病房，故意延长住院时间。

生孩子不是小事啊，多住几天，在医院观察比在家里观察要放心一些。

五、医疗费用制衡体系构建协同治理的结果

协同治理最主要的目的是取得单个参与方无法独立完成的成果①。医疗费用制衡体系构建尽管出现了种种阻碍，但是总体看来，在推进医疗费用制衡体系构建过程中，政府、市场、社会领域多方利益相关者之间的权力结构得以重塑，各方利益相关者之间有了一定程度的良性互动，医疗费用制衡体系构建协同治理取得一定的阶段性成果，具体体现如下。

第一，社会医疗保险基金运行平稳，医疗卫生费用过快增长、不合理增长的态势得以有效控制，医疗费用制衡体系构建的设计初衷得以实现。

实施DRGs付费模式，如果医院再不主动控制医疗卫生成本，超出的部分社会医疗保险基金不再给兜底，医院需要自己垫付，那么长此以往，医院的亏损必然会加重。

第二，医疗服务绩效评价得以完善。DRGs付费模式下，RW、CMI以及病案首页数据质量等指标有助于在各大医疗服务机构之间开展医疗服务绩效评价，可以有效监督医疗服务机构、临床医务人员的诊疗行为，切实提升医疗服务质量。

DRGs付费是医院管理层最愿意引入的，这一方式可以有助于规范医务人员的诊疗行为，避免药品、耗材使用的随意性，在降低医疗卫生成本的基础上提高医院的收益，可以把医务人员的"灰色收入"变为"白色收入"。

---

① Huxham, Chris. Theorizing Collaboration Practice[J]. Public Management Review, 2003 (5)：401—423.

第三，促生临床路径，医疗服务机构、临床医务人员的诊疗行为得以规范。临床路径可以规范临床医务人员的诊疗行为，对增加诊疗服务的恰当性并减少与控制不必要的诊疗服务起到促进作用①。有调查发现，遵循临床路径指南能够节省70%的医疗卫生资源②，并提高30%的医疗服务质量③。Y市多家医疗服务机构在DRGs付费模式的试点与推广过程中，为了在控制医疗卫生费用过快增长、不合理增长的同时，切实保障医疗服务质量，形成了真正意义上的本土化的临床路径。

> 对于医疗服务机构而言，临床路径有利于加强医疗卫生成本测算，提高医疗服务质量；对于医疗保险机构而言，有利于控制医疗卫生费用的上涨，保障医疗保险基金安全；对于患者而言，临床路径的优化使其不仅获得了更高质量的医疗服务，而且深化了DRGs付费改革的理解程度。

第四，医疗卫生资源得到合理配置。DRGs付费模式可以称为是一种比较理想的、有效的医疗费用制衡方式，它可以助推分级诊疗，实现医疗卫生资源在各级医疗服务机构之间的有效配置，从而有效地推动医疗卫生体制改革。

第五，政府、市场、社会领域多方治理主体之间的关系得以优化。首先，医疗费用制衡体系构建过程中，政府、市场、社会领域多方治理主体已经建立起初级联结网络。具体来看，医疗保险部门、医疗服务机构、社会组织及参保对象（患者）都已经参与到医疗费用制衡体系构

---

① Pearson S D, Kleefield S F, Soukop J R, et al. Critical Pathways Intervention To Reduce Length Of Hospital Stay[J]. Am J Med, 2001, 110 (3): 175—180.

② Madrid I, Velazquez G, Fefer E. Pharmaceuticals And Health Sector Reform In The Americas: An Economics Perspective[M]. Washington Dc: Pan American Health Organization, 1998.

③ Ford, Earl S. Explaining the Decrease in US Deaths from Coronary Disease, 1980—2000 [J]. New Engl J Med, 2007, 35 (23): 2388—2398.

建过程中，并实现了一定程度上的沟通与合作。其次，政府、市场、社会领域多方治理主体之间建构起初级的伙伴关系。医疗费用制衡体系构建协同治理过程中，政府相关职能部门的工作重点从评价和审核医疗服务机构诊疗行为的合理性，转向评价病种分组、成本定价、权重设定等方案设计的准确性、合理性；工作模式从人为操作较多的管理模式，转为规则公开透明的服务模式。

　　大多数医务人员认为DRGs付费模式虽有缺点，但相较于按服务项目付费模式与总额预付制模式，医疗卫生费用控制与医疗服务质量提升效果更为科学，也更能接受。

参保对象（患者）和医疗服务机构之间的不信任关系有所缓解。在DRGs付费模式下，参保对象（患者）需要个人负担的医疗卫生费用不断下降，医疗服务机构、临床医务人员的诊疗行为公开、透明，医疗服务质量有所上升，医患之间的紧张关系得以有效缓和。

　　医生对我们（患者）交代得很明白，住院天数、手术时间、指标、检查、饮食，它避免了一些不必要的检查，同时也给我们一个明白，让我们心里有底。

第三节　医疗费用制衡体系构建协同治理面临的难题

从样本案例剖析中可以发现，当前医疗费用制衡体系构建领域虽然已经出现了一定的协同治理特征，但是政府、市场、社会领域多方利益相关者协同治理的动力不足。总体看来，医疗费用制衡体系构建协同治理出现了一定的协同偏差，即存在着较强的政府主导倾向，市场机制的作用未能充分发挥，社会组织的作用尚处于有待加强的状态。为此，本书聚焦于医疗费用制衡体系构建领域政府、市场、社会领域各方利益相关者层面，在此基础上聚焦政府、市场、社会领域多方利益相关者之间的互动关系，继而为更好地实现医疗费用制衡体系构建协同治理找准着力点。

一、政府层面面临的难题

从政府层面来看，政府相关职能部门具有一定的消极心态，不想参与医疗费用制衡体系构建协同治理。面对不断发生变化的医疗卫生需求，政府相关职能部门需要及时调整与医疗费用制衡体系构建相关的政策规定。诸多实践证明，一个强有力的领导者对医疗费用制衡体系构建协同治理的促成起着至关重要的作用。

　　　面临巨大的政治风险、个人仕途变数的时候，在创新与保守之间，一些政府官员选择了后者，所以在 DRGs 付费模式还未大规模铺开的背景下，一些政府官员出现了不配合、不参与的态度。

（一）缺乏针对医疗费用制衡体系构建的专项法律法规，执行费用与监督费用居高不下

在政府、市场、社会领域各方利益相关者参与医疗费用制衡体系构建协同治理的过程中，政府相关职能部门作为唯一具有立法权的主体，其重要职能之一便是通过相关法律法规、政策文件为医疗费用制衡体系构建进行规划。然而目前我国还未对医疗费用制衡体系构建进行专项立法，仅有一部关于医疗保险的综合性法律—《中华人民共和国社会保险法》（以下简称《社会保险法》），由于《社会保险法》中的相关法律条款是面向所有类型的社会保险而定的，针对性不强。比如，《社会保险法》第二十八条规定，符合基本医疗保险药品目录、诊疗项目、

医疗服务设施标准以及急诊、抢救的医疗费用，按照国家规定从基本医疗保险基金中支付。《社会保险法》第二十九条规定，参保人员医疗费用中应当由医疗保险基金支付的部分，由社会保险经办机构与医疗服务机构、药品经营单位直接结算。总体看来，《社会保险法》的立法体例采用综合性、概括性的架构原则，法律解释原理性较强、授权条款较多、操作性较弱。

当前医疗费用制衡体系构建领域专项立法缺失，为了弥补这一缺陷，政府相关职能部门制定了一系列意见、规划、通知等政策文件，对政府、市场、社会领域的多方利益相关者的行为进行规范。与医疗费用制衡体系构建相关的政策文件在处理各项利益冲突时，给予的是较为灵活的处理意见，没有具体明确的处理方法，政策执行部门的工作随意性较大。同时，与医疗费用制衡体系构建相关的政策缺乏动态优化机制，政策调整时限过长，这些情况的存在都给医疗费用制衡体系的可持续性发展带来挑战，增加了医疗费用制衡体系构建的执行费用与监督费用。

（二）方案设计尚不合理，难以降低信息费用与谈判费用

就 DRGs 付费模式的设计方案而言，不同省、市、县（区）使用不同版本的病种分组、成本定价以及权重设定方案。即便在社会医疗保险统筹地区，也存在着多种 DRGs 付费方案同时并存的现象。DRGs 付费模式的版本多样主要源于社会医疗保险统筹层次较低。基本医疗保险制度分为城镇职工医疗保险、城乡居民医疗保险以及居民大病保险等多项制度，依然存在城乡分割、群体分割的现象。这使医疗服务机构具有在不同参保对象（患者）之间进行医疗卫生成本转移的空间，这便提升了医疗费用制衡体系构建领域的信息费用与谈判费用。

具体说来，DRGs 付费模式的方案设计在以下两个方面可以继续完善。

第一，DRGs 付费病种分组有待细化。调研发现，DRGs 付费试点

病种的选择大多集中于外科业务科室，而内科业务科室以及综合类科室的涉及范围较小。而且在 DRGs 付费模式的初步试点阶段，病种分组细分程度低，不足以反映参保对象（患者）真实的临床诊治情况。

> 病种分组以后肯定是要实现全覆盖的，最少也应该在 90% 以上。不应存在太多的除外病例，不然的话很容易出组，这样一来便无法实现有效监管。

第二，DRGs 付费期待科学的医疗卫生成本定价。DRGs 付费模式的试点与推广需要科学合理、真实准确的医疗卫生成本定价，这便需要在较大范围内开展基础数据的收集工作，同时，基础数据的来源也不应局限于某一医疗服务机构、某一参保对象（患者）层面，还需要较大区域层面的医疗卫生资源分布、疾病谱以及医疗保险费用支付信息等。由于医疗卫生成本数据较难获取，DRGs 付费模式的成本定价依旧采用以往住院患者历史住院费用加以替代。与此同时，DRGs 付费的医疗卫生成本定价工作，大多数由医疗保险部门、医疗服务机构管理人员、临床医务人员加以讨论完成，并不是依据真实的医疗卫生成本，这种定价方式依然值得商榷。

> 数据搜集的过程是这样的，医疗保险机构先参考医疗服务机构近几年的住院费用历史数据，比如，业务量、住院人次、检查费、材料费、次均费用等各项费用，然后剔除一些极端值，做统计分析，最后与周边地区的医疗服务机构以及省级医疗服务机构比较一下，确定合不合适。

（三）财政投入结构有待优化，信息费用有待进一步降低

在 DRGs 付费模式的试点与推广过程中，政府相关职能部门在医疗保险信息系统建设方面的投入过少。医疗费用制衡体系构建意在实现公

开透明的医疗保险支付方式改革。为此，需要加快建立完备的医疗保险信息系统，为医疗费用制衡体系构建提供相应的技术支撑、信息支持，切实降低信息费用。

调研发现，由于完备的医疗保险信息系统尚未建立，信息化水平不高，医疗服务机构、医疗保险部门在 DRGs 付费的试点与推广过程中，主要依靠手工操作实施医疗保险基金结算、医疗保险基金监管，造成了医疗保险费用的支付、审查、监管工作效率低下，直接影响着 DRGs 付费改革的发展进程。医疗费用制衡体系构建需要长时间的财政保障，那么如何建立财政投入的长期保障机制成为医疗费用制衡体系构建面临的一大难题。

二、市场层面面临的难题

在医疗费用制衡体系构建过程中，市场主体基于"逐利倾向"不愿参与到协同治理中。商业保险公司、软件公司等市场主体基于逐利本性，将"利润最大化"作为首要目标，进而阻碍了医疗费用制衡体系构建协同治理的发展目标。

（一）逐利性与公益性之间的矛盾难以调和，谈判费用与执行费用居高不下

在社会医疗保险领域，政府与市场之争由来已久，一种思路是主张政府相关职能部门实施全方位管理，以期实现公益性[①]；另一种思路主张在社会医疗保险领域、医疗卫生服务领域引入市场力量，而政府相关

---

① 葛延风，贡森，等. 中国医改：问题·根源·出路[M]. 北京：中国发展出版社，2007. 李玲. 健康强国：李玲话医改[M]. 北京：北京大学出版社，2010.

职能部门只应在市场不足和市场失灵的地方发挥主导作用①。医疗卫生服务与社会医疗保险具有准公共物品的社会属性，公益性理应成为医疗费用制衡体系构建协同治理的目标之一。然而市场主体具有的追逐本性，使医疗费用制衡体系构建领域在公益性与逐利性方面产生了较多利益冲突，这便提升了医疗费用制衡体系构建领域的谈判费用与执行费用。

首先，公立医院公益性回归进程缓慢，影响了医疗费用制衡体系构建公益性的发展目标。改革开放前，伴随着医疗卫生体制改革，政府相关职能部门大幅减少了对公立医院的财政投入，这使公立医院的运营越来越依赖自身的创收②。2009年新医改方案出台后，公立医院回归公益性的任务被提上议程。新医改方案取消了公立医院的药品加成，鼓励公立医院带量集中采购，减少生产领域、流通领域的医疗卫生成本。但是由于政府财政补偿未能到位，致使公立医院、临床医务人员的抵触情绪明显，公立医院缺乏公益性回归的发展动力。

其次，医疗服务机构、临床医务人员的薪酬体系有待调整。在实施DRGs付费模式之前，医疗服务机构的收入与临床医务人员的薪资待遇呈现出高度的一致性，而DRGs付费模式的试点与推广在一定程度上"破坏"了这种由来已久的一致性。DRGs付费模式使医疗服务机构、临床医务人员的诊疗过程变得更加公开、透明，灰色收入变得不再可能。

医院现在挣钱就需要废一下脑子了。

---

① 顾昕. 走向有管理的市场化：中国医疗体制改革的战略性选择[J]. 经济社会体制比较，2005（6）：18—29. 詹初航，刘国恩. 不要误读了"政府主导"[J]. 中国卫生，2006（9）：24—26.

② Waikeung Tam. Organizational Corruption by Public Hospitals in China[J]. Crime, Law And Social Change, 2011, 56（3）：265—282.

调研发现，在DRGs付费模式的试点与推广过程中，医疗服务机构各业务科室的临床医务人员对DRGs付费模式的认同度和满意度明显不高。如何探索合理的、可量化的绩效考核指标并将其纳入临床医务人员的薪酬体系中，在医疗费用制衡体系构建过程中，建立较为理想的医疗服务机构内部激励机制，变得尤为重要，可以有效降低谈判费用与执行费用。

> DRGs付费模式是有益于患者的，但是对于我们医生来说，没有获得太多的好处。说句难听的话，这是"又想马儿跑，又想马儿不吃草"。我们医生，很忙很累也没有多少钱！

（二）市场功效尚未得到充分发挥，信息费用、监督费用仍有下降空间

调研中发现，在医疗费用制衡体系构建过程中，市场主体更多地发挥了服务提供者的功能，决策参与者、责任共担者的功能并未得到有效发挥。与公立医院相比，私立医院参与医疗费用制衡体系构建的广度与深度都有待加强。医疗费用制衡体系需要覆盖公立医院与私立医院，创造有利的市场竞争环境。当下DRGs付费模式主要是基于公立医院的历史住院费用而制定的设计方案，不能反映私立医院真实的医疗卫生成本。

> 我们私立医院也想纳入DRGs付费试点范围，但是进入不了，政府对公立医院和私立医院的态度是不一样的，对我们多多少少有些偏见，同样的政策，对于公立医院就放宽条件，对于私立医院就严格起来。

如此背景下，私立医院提供的医疗卫生服务在医疗费用制衡体系构建领域整合不足。为了有效促进医疗费用制衡体系构建协同治理，应该

加快私立医院试点DRGs付费改革的范围，使私立医院具有与公立医院平等的参与机会，切实降低医疗费用制衡体系构建领域的交易费用。

三、社会层面面临的难题

（一）社会组织的独立性较差，降低交易费用的功效甚微

在医疗费用制衡体系构建过程中，同政府相关职能部门甚至是市场主体相比，行业协会等社会组织仍然处于弱势地位。在协同治理目标方面，社会组织与政府相关职能部门关注的医疗费用制衡体系构建协同治理目标是不同的。社会组织从事具体业务过程中，对于政府相关职能部门的依赖度过高，导致政府相关职能部门、参保对象对社会组织的信赖度并不高。

病案协会对DRGs付费而言作用更大一些，主要是用于病案首页数据的收集与监管，但是病案协会后面站着什么人，就很难说了，有可能是政府官员，也有可能是软件公司。

（二）社会组织的专业性不足，降低交易费用的能力有待提升

社会组织的发展尚不成熟，专业化水平不高，要想真正发挥社会组织在医疗费用制衡体系构建协同治理中的第三方作用，必须通过各种方式提高自身能力建设。

过去我国一直不重视医学协会与医疗行业协会，更谈不上培育与发展，医学协会与医疗行业协会其实是野蛮生长的，专业性很弱。

四、多元协同主体之间的互动关系

（一）政府过多干预致使多元利益相关者之间关系不对等

作为医疗费用制衡体系构建协同治理的倡导者，政府相关职能部门

理应成为医疗费用制衡体系构建领域的"协同者"，但是实际调研发现，政府相关职能部门在医疗费用制衡体系构建领域操控太多，致使市场主体、社会组织、参保对象等非政府主体在医疗费用制衡体系构建协同治理过程中处于自主性缺失的地位，难以实现与政府主体的地位对等。

首先，医疗费用制衡体系构建过程中存在较多的政府本位、政府权威等理念。在 DRGs 付费模式的试点与推广过程中，政府相关职能部门负责制定 DRGs 付费改革的相关政策，对医疗服务机构、临床医务人员的诊疗行为进行全方位的监督管理，通过发挥规划、统筹、融资及规制等功能来推进医疗费用制衡体系构建协同治理。受官僚主义、公权力扩张以及监管机制不健全等因素的影响，政府相关职能部门的角色及职能可能发生异化，促生出"政府本位""政府权威"的管理理念。在这一管理理念下，DRGs 付费改革的试点与推广都是基于政府相关职能部门对医疗保险支付方式的单方面的判定，未能充分考虑市场主体、社会力量的利益诉求。DRGs 付费模式的病种分组、成本定价、权重设定等方案设计，谁来进行 DRGs 付费改革监管，如何进行 DRGs 付费改革监管等问题，仍旧需要听命于政府相关职能部门。

其次，市场主体、社会组织等非政府主体在医疗费用制衡体系构建领域更多扮演着服从者的角色。在 DRGs 付费模式的试点与推广过程中，政府、市场、社会领域的多方利益相关者已经参与进来，但是仍然未能实现深度参与，政府相关职能部门以外的其他参与主体未能拥有较高的权力/权威。市场主体、社会力量在介入医疗费用制衡体系构建领域时，为了实现对利益最大化的追求，更多倾向于顺从政府相关职能部门的安排，未能充分发挥自主性。

各级医疗服务机构积极申报 DRGs 付费改革试点的热情并不

高，甚至有些医疗服务机构有很强的抵触情绪，最终都是医疗保险经办机构与医疗服务机构多次沟通、多次商议、多次退让之后，在政府相关职能部门的要求下被动申请，申请之后主动推进的动力并不高。

（二）当前的组织架构未能发挥网络联结的功能

理想的组织架构是，政府、市场、社会领域的多方利益相关者都有平等的机会把自身的建议或者意见输入 DRGs 付费模式的试点与推广过程中，各方利益相关者拥有独立的话语权。换言之，政府、市场、社会领域各方利益相关者的利益诉求都会平等地被其他利益相关者所考虑，并且各方利益相关者的信息都会被其他利益相关者参考。调研发现，在医疗费用制衡体系构建过程中，政府、市场、社会领域多方利益相关者之间的组织架构尚不合理，各方利益相关者之间并没有达成平等的地位，各种矛盾、问题、冲突不断。

一份 DRGs 付费改革的设计方案原本是一顿美味大餐，经过几轮协商谈判之后，往往就只剩下一堆残羹冷炙了。DRGs 付费改革制度设计初衷慢慢地偏离原先的轨道、脱离原先的建设目标。

第七章

医疗费用制衡体系构建协同治理的具体优化路径

医疗费用制衡体系构建是一个复杂的社会系统，医疗费用制衡体系构建协同治理的完善需要政府、市场、社会领域多方利益相关者的有效协同。本研究将关注医疗费用制衡体系构建的复杂性、综合性、系统性，以及各方利益相关者之间有效的关联、协同。在应对医疗费用制衡体系构建协同治理问题以及成因分析基础上，提出政策建议则是研究的应用价值所在。本章旨在从降低交易费用的视角探讨中国现行医疗费用制衡体系优化的可行性，提出具体的优化路径，以降低制度的脆弱性，提高抵御交易费用风险的能力。

"政府主导、市场助力、社会参与"原则下，中国医疗费用制衡体系构建通过政府购买、协商谈判、多元监管等各种形式，实现了政府、市场、社会领域各方利益相关者共同参与的良好局面。然而深入剖析政府、市场、社会领域多方利益相关者的行为路径发现，多方利益相关者参与医疗费用制衡体系构建的深度与广度明显不足，医疗费用制衡体系构建协同治理面临诸多问题与挑战。考虑到各方利益相关者层面面临的种种问题，本研究认为优化医疗费用制衡体系构建协同治理，需要聚焦于政府、市场、社会领域多方利益相关者的角色与职责，在进一步深化各方利益相关者应该承担的责任基础之上，构建政府、市场、社会领域多方利益相关者之间的良性伙伴关系。

第一节　充分发挥政府相关职能部门的催化领导功能

相较于传统的政府管理模式，医疗费用制衡体系构建协同治理机制要求政府相关职能部门完善与市场主体、社会组织之间的互动关系，充分发挥服务型政府的角色与功能。作为一项全新的政府管理模式，服务型政府完全不同于传统的政府管理模式，它强调公平、正义，而不再是效率、效益。强调政府职能转变的背景下，医疗费用制衡体系构建领域的政府职能定位必然会发生一定的改变。在传统的管理模式下，政府相关职能部门是医疗费用制衡体系构建领域的领导者、掌控者、管制者，而在服务型管理模式下，政府相关职能部门应将自身定位于医疗费用制衡体系构建领域的合作者、协调者，为市场主体、社会力量参与医疗费用制衡体系构建提供政策支持与资源依赖。

一、法治是医疗费用制衡体系构建的关键依托，可以大幅降低执行费用与监督费用

医疗费用制衡体系构建协同治理的推进需要完善的法律法规作为支撑与保障。政府相关职能部门立法者的角色与职能是市场主体、社会组织等非政府主体所无法承担的。为此，政府相关职能部门应积极承担方案设计与立法的角色与职能，为医疗费用制衡体系构建协同治理提供法律方面的支撑。医疗费用制衡体系构建协同治理缺乏针对性的法律法规，现有文件政策的权威性及前瞻性不足，操作起来非常困难。为了更好地推进医疗费用制衡体系构建协同治理，政府相关职能部门应该将立法者的角色与职能放在首要地位，为医疗费用制衡体系构建的整个过程及具体环节提供完备的法律法规，为市场主体、社会力量等非政府主体

提供具体的可操作性较强的法律法规。典型代表国家医疗费用制衡体系构建的协同治理实践表明，医疗费用制衡体系构建需要遵从法律先行的原则。因此，政府相关职能部门应制定与医疗费用制衡体系构建相关的专项政策法规，并根据实施条件、实施阶段的不断变化及时调整相关的政策法规。同时以立法形式明确政府相关职能、市场主体、社会组织以及参保对象（患者）在医疗费用制衡体系构建领域的角色与功能，这都可以最大限度地降低执行费用与监督费用。

二、完善方案设计，有效降低信息费用与谈判费用

科学合理的方案设计，可以有效解决医疗费用制衡体系构建领域存在的种种问题。完备的病种分组、成本定价、权重设定等方案设计，一方面需要综合考虑政府、市场、社会领域多方利益相关者的实际利益诉求；另一方面需要综合适应医疗费用制衡体系构建的现实条件与客观规律，有效降低信息费用与谈判费用。

第一，循序渐进扩大病种分组的覆盖面。对于 DRGs 付费这一公共契约模式而言，需要逐渐增加病种分组的数量，增加交易过程中的委托量，从而有效减少交易费用。在 DRGs 付费模式的试点阶段，需要秉承一定数量控制的原则，病组分组的组数初期不宜太多。典型代表国家的 DRGs 付费改革实践表明，病种分组数量的大幅增加应该发生在 DRGs 付费改革实施多年，并取得一定的成功经验之后。同时，过于精细化的 DRGs 付费病种分组在地区性操作过程中遇到了阻碍，DRGs 付费病种分组应该在国家层面出台统一的设计标准，更新、维护工作也应由国家统一实施管理。多版本的 DRGs 付费病种分组不适用于社会医疗保险统筹管理，统一版本的病种分组对于实现医疗费用制衡体系构建协同治理至关重要。同时，病种分组数量的增加需要一系列完备的配套措施，包括数据收集、成本定价、临床路径的规范等。最终，实现病种分组既要

覆盖所有人群，包括城镇职工基本医疗保险、城镇居民基本医疗保险，又要覆盖所有性质的医疗服务机构，包括公立医院、民营医院等。

第二，制定科学合理的医疗卫生成本定价标准，并及时加以完善。作为一项辅助的测度工具，医疗卫生成本定价需要充分考虑社会医疗保险基金的总额预算、医疗卫生服务价格的变动等。医疗卫生成本定价需要建立动态的调整机制，与时俱进地调整基础费率、相对权重，以最大限度地反映统筹地区医疗卫生资源消耗的实际水平。医疗付费的方案设计一般不会考虑新药品、新技术及新材料的应用，医疗服务机构、临床医务人员一旦在诊疗过程中使用新药品或者新技术，势必会造成医疗卫生费用支出超过社会医疗保险基金设定的付费标准。医疗付费的制度设计需要与新药品、新技术的应用相互配合，可以考虑对新药品、新技术实施社会医疗保险基金额外审批程序。同时为了合理调配医疗卫生资源，医疗卫生成本定价应鼓励参保对象（患者）选择一级医疗服务机构、二级医疗服务机构就诊。三级医疗服务机构需要较高的医疗卫生运行成本，二级医疗服务机构、一级医疗服务机构的医疗卫生运行成本较低。因此，为了有效推进医疗费用制衡体系构建协同治理，在进行医疗卫生成本定价时，对于不同等级的医疗服务机构，需要进行科学合理的差别定价，促进医疗卫生资源的有效配置。

三、优化财政支出结构，补齐信息短板，最大限度地降低信息费用

在医疗费用制衡体系构建过程中，建立标准化的医疗保险信息管理系统、医疗卫生信息管理系统，需要建立财政投入的长效保障机制，明确政府相关职能部门的责任与担当。医疗保险信息化水平、医疗卫生信息化水平的提升为医疗费用制衡体系构建协同治理奠定了技术基础。信息化水平的提升为医疗服务机构、商业保险公司、软件公司、行业协

会、参保对象（患者）等非政府主体提供了公开发表言论的有效途径，提高了医疗费用制衡体系构建的公开性、透明性，便于政府相关职能部门与市场主体、社会力量达成医疗费用制衡体系构建共识，促使医疗费用制衡体系构建协同治理成为可能。为此，政府相关职能部门应该加强医疗保险信息系统建设，并不断提高医疗保险信息化管理的能力；医疗服务机构应该强化医疗卫生信息系统建设，并且不断提升病案首页数据质量。由此看来，各级财政投入需要重点投放在医疗保险信息系统建设、医疗卫生信息系统建设方面，充分利用信息化技术，建立数据共享机制，提高信息化管理水平、标准化水平，最大限度地降低信息费用。

第二节　明确市场机制的基础性作用

医疗费用制衡体系构建协同治理的实现需要切实转变政府职能。市场化设计模式的存在证明了市场机制与竞争机制的重要性，医疗费用制衡体系构建协同治理的实现需要政府相关职能部门将部分职能委托给市场主体。政府相关职能部门不能过度干预市场主体的业务范围，不能过度干预医疗费用制衡体系构建领域的市场竞争机制，需要将自身定义为医疗费用制衡体系构建的协调者、服务者，提升自身服务意识，切实降低交易费用。

一、打破僵局，实现公益性与逐利性的平衡，有效降低谈判费用与执行费用

首先，完善公立医院补偿机制。医疗卫生服务机构的逐利机制一日不打破，再多的财政投入、再精美的制度设计，最终只能转变为各个医疗服务机构的经营利润。因此，在医疗费用制衡体系构建过程中，需要

加强对公立医院的财政补偿。同时，政府相关职能部门需要加强对公立医院的行政监管。这并不意味着政府相关职能部门完全监管公立医院，而是需要对医疗费用制衡体系构建领域的行为进行重点监管，其重点包括调整基础费率、推诿病患、二次转院等。

其次，调整医疗服务机构、临床医务人员的薪酬分配体系，实行院长年薪制和临床医师年薪制，切实保障公立医院的公益性。在医疗费用制衡体系构建过程中，对公立医院院长实行薪资改革，使用目标年薪制，理顺政府相关职能部门与公立医院院长之间的委托代理关系，恢复公立医院院长的委托代理身份，提升公立医院院长的责任意识与服务意识。同时，建立公立医院绩效考评体系，将绩效考核结果与医疗费用制衡体系构建的奖惩机制相挂钩，切实提升公立医院院长参与医疗费用制衡体系构建的积极性。同时，对公立医院的临床医务人员实行年薪制，切实保障临床医务人员的薪酬与职务、职称和工龄、工作量等客观因素相挂钩，不再与医疗卫生服务收费、药品耗材收入、检查检验收入挂钩，从而规范与引导公立医院临床医务人员的诊疗行为。同时，实行切实有效的监督管理制度，加大临床医务人员机会主义行为的监督处理，让公立医院的临床医务人员依法依规执业。

二、充分发挥市场的资源配置功能，有效降低信息费用与监督费用

在医疗费用制衡体系构建协同治理领域，政府、市场、社会领域任何利益相关者都可能因为外部环境的影响而改变自身的行为路径。政府相关职能部门关于医疗费用制衡体系构建相关政策的改变会促使医疗费用制衡体系构建协同治理目标的改变，医疗服务机构、临床医务人员有可能积极参与医疗费用制衡体系构建，也有可能大力抵制医疗费用制衡体系构建。医疗费用制衡体系构建协同治理目标的改变并不意味着设计

初衷的失败,要求医疗费用制衡体系构建领域各方利益相关者的行为路径做出适时的调整与改变,这便意味着需要打破原先的既得利益格局,建立新的利益格局。政府相关职能部门需要创造一定的物质激励机制和精神嘉奖机制,支持医疗服务机构、商业保险公司、软件公司等市场主体积极参与医疗费用制衡体系构建协同治理,有效降低信息费用与监督费用。

首先,完善医疗服务机构的激励机制。在医疗费用制衡体系构建过程中,医疗服务机构更多时候是以配合为主,并未有内在驱动力积极参与改革。医疗费用制衡体系构建未能有效激励医疗服务机构、临床医务人员积极主动地控制医疗卫生费用的过快增长、不合理增长,对医疗服务质量的提升也是有些敷衍。为了鼓励医疗服务机构、临床医务人员上报真实有效的数据,提升病案首页数据质量,有效参与病种分组、成本定价、权重设定等环节,政府相关职能部门可以采用经济性的激励手段,奖励参与积极性高、实施效果好的医疗服务机构、临床医务人员,充分发挥社会医疗保险基金的杠杆调节功能。医疗服务机构、临床医务人员更多时候看重的是自身的社会声誉,政府相关职能部门可以采用行政性的奖励方式,扩大医疗服务机构、临床医务人员的社会影响力,提升医疗服务机构、临床医务人员的社会公信力。

其次,政府相关职能部门应与商业保险公司、软件公司等市场主体建立起良好的伙伴关系。政府相关职能部门需要充分发挥市场的调节功能,利用市场主体的专业优势,在医疗费用制衡体系构建领域引入市场机制。医疗费用制衡体系构建协同治理需要事前监管、事中监管、事后监管三个环节有机协调统一,单凭医疗保险部门、卫生部门、审计部门的力量并不能覆盖监管的全过程。调研中发现,目前国内已经存在多个服务于医疗费用制衡体系构建的市场供应商,其中包括联众、东华、东软、中公网、雕龙、医渡云、创星、大瑞、炜恒、赛斯、大瑞集思、金豆、今创、杭创、万达、大瑞、平安等。为此，可充分依托商业保险公司、软件公司等市场主体的专业优势、信息优势，让市场主体的业务范围覆盖数据收集、数据审核、服务监管等多个环节。

最后，在医疗服务市场引入市场竞争机制。《2021年我国卫生健康事业发展统计公报》显示：公立医院床位占70.2%，民营医院床位占29.8%。民营医院的力量逐步扩大，在专业医疗卫生领域占有一定的优势地位，但是对于医疗费用制衡体系构建而言，民营医院等市场主体仍有较多的参与空间。对于医疗费用制衡体系构建而言，目前公立医院的参与度较低，公立医院与私立医院之间的竞争尚未有效展开。为此，为了有效推进医疗费用制衡体系构建协同治理，政府相关职能部门可以采用税收优惠、财政补贴等方式鼓励私立医院与公立医院开展公平竞争，积极参与协同治理。

第三节　培育和推动社会组织的发展

在医疗费用制衡体系构建过程中，不约而同地出现了"政府失灵""市场失灵"等现象。相较于政府相关职能部门以及市场主体，社会组织具有第三方优势，可以更好地推动医疗费用制衡体系构建协同治理。面对医疗费用制衡体系构建领域的"政府失灵"和"市场失灵"，社会组织凭借自身的中立性、灵活性，可以为医疗费用制衡体系构建协同治理做出更为积极的反应，可以更好地发挥社会力量，更准确地替参保对象（患者）发声。在医疗费用制衡体系构建协同治理的目标下，政府相关职能部门应该积极鼓励行业协会等社会组织参与到医疗费用制衡体系构建中，发挥自身优势。

一、加大对社会组织的扶持力度，使其真正具有独立性，切实降低交易费用

在医疗费用制衡体系构建过程中，社会组织对政府相关职能部门的资源依赖性较强，远远超过政府相关职能部门对社会组织的资源依赖。就医疗费用制衡体系构建而言，地方层面政府相关职能部门是否将资金投入社会组织层面，动机并不是来自社会组织的利益诉求或者是参保对象（患者）的利益诉求，而是主要来自中央层面颁布的有关政策文件的行政性指令。行业协会等社会组织的成长环境并不宽松，自身能力需要提升，有赖于政府相关职能部门在以下几个层面给予支持。

就政策环境而言，医疗费用制衡体系构建的相关政策文件为推进社会组织参与医疗费用制衡体系构建协同治理提供了良好的政策环境，但是相对而言，社会组织参与医疗费用制衡体系构建的深度稍显不足，并未真正发挥其第三方的优势作用。针对这一现象，政府相关职能部门需要出台与医疗费用制衡体系构建有关的法律法规，专项保障社会组织参与医疗费用制衡体系构建，对于社会组织可以在医疗费用制衡体系构建领域发挥作用的平台，予以清晰界定。

就物质环境而言，社会组织参与医疗费用制衡体系构建需要一定的经济基础与物质保障，这需要政府相关职能部门加大财政投入力度，予以一定的政策支持。以医疗费用制衡体系构建为契机，政府相关职能部门需要建立制度化、常态化的财政保障机制，对于行业协会等社会组织，确立精准扶持、长效扶持的理念，以政府财政支持为主，同时辅以社会资金的支持。针对不同类型、不同功能、不同级别的社会组织，政府相关职能部门需要在人力、物力、财力等方面给予不同的帮助。为了提升社会组织参与医疗费用制衡体系构建的独立性，政府相关职能部门对于社会组织的管控应该逐步减少，增加社会组织参与医疗费用制衡体系构建的自立性，并且加强对社会组织的有效监管，确保社会组织的运

行在既定的协同治理轨道上。

二、提高社会组织的专业性，增强其降低交易费用的能力

在医疗费用制衡体系构建过程中，社会组织自始至终处于一种夹缝中生存与发展的不良境地。行业协会等社会组织在组织结构、人员招聘、运营权限等方面存在多种多样的问题。社会组织如果想要在医疗费用制衡体系构建领域更好地发挥自身作用，需要切实提升自身的专业水准。一方面，需要学习典型代表国家医疗费用制衡体系构建领域社会组织的运作机制和运行机理，健全人才引进机制，引入专业化人才，提升社会组织参与医疗费用制衡体系构建的专业化水平。可鼓励具有临床专业背景的专业技术人员投入医疗费用制衡体系构建中。同时探索建立医疗费用制衡体系构建志愿监督员制度，建立医疗费用制衡体系构建志愿监督员库，鼓励关心、了解相关政策，具有强烈社会责任感的社会成员加入，不定期地对医疗服务机构、商业保险公司、软件公司等市场主体可能发生的机会主义行为进行监督，及时向政府相关职能部门提供举报线索。另一方面，行业协会等社会组织的领导者、管理者需要积极调动组织成员参与医疗费用制衡体系构建的工作积极性，帮助其正确树立对医疗费用制衡体系构建的信心。

社会组织的创新能力涉及社会组织管理方式的创新、融资方式的创新等。以医疗费用制衡体系构建为契机，社会组织需要吸纳专业的业务人员加入，并积极参与到医疗费用制衡体系构建协同治理过程中，充分发挥自身的第三方优势。创新能力的提升可以促进社会组织自身的管理体制变革，提升自身在医疗费用制衡体系构建领域的影响力和公信力。

社会组织的协调能力涉及社会组织如何获得政府相关职能部门、市场主体和参保对象（患者）的资源。在信息化水平高度发展的时代，行业协会等社会组织要充分发挥自身在医疗费用制衡体系构建领域的作

用，需要利用网络、媒体的媒介作用，扩大自身的影响力、专业度和自信力。在医疗费用制衡体系构建领域，医疗保险部门、医疗服务机构、商业保险公司、软件公司、社会组织、参保对象（患者）之间存在着严重的信息不对称，造成了政府、市场、社会领域各方利益相关者之间的沟通障碍。社会组织的角色与功能在很大程度上依赖于政府相关职能部门的行政命令，存在着专业化不足、资源缺失等问题。为此，需要充分提升社会组织在医疗费用制衡体系构建领域的协调能力。

第四节 构建协同主体之间的良性伙伴关系

医疗费用制衡体系构建协同治理能否实现，主要取决于政府、市场、社会领域多方利益相关者能否形成良好的合作伙伴关系。在医疗费用制衡体系构建协同治理目标的实现过程中，政府相关职能部门起着至关重要的作用。政府相关职能部门的角色与功能在于促进医疗费用制衡体系构建领域多方利益相关者的关系优化，降低交易费用，减少沟通成本。政府相关职能部门的协调方式已经从指挥、命令、管制转为协调、服务、催化。政府相关职能部门需要切实转变自身职能，有效整合政府、市场、社会领域多方利益相关者之间的利益诉求，以实现医疗费用制衡体系构建协同治理的目标。为此，需要从以下几个方面做出努力。

一、打破政府管控，实现多方利益相关者之间的权力平衡

相对于垂直式的管理方式，医疗费用制衡体系构建协同治理需要政府、市场、社会领域各方利益相关者在思想观念、行为路径上做出改变。最先需要改变的就是政府相关职能部门的角色与职能。在医疗费用制衡体系构建协同治理过程中，政府相关职能部门需要从管控型政府变

为服务型政府。政府相关职能部门虽然无法为医疗费用制衡体系构建领域存在的具体问题提供完美的解决方案，但是仍然在权力、资源、地位等方面存在先天优势。同时，政府相关职能部门还需要保障医疗服务机构、商业保险公司、软件公司、行业协会、参保对象（患者）等非政府主体发挥自身的优势，为其提供政策支持。

在医疗费用制衡体系构建协同治理中，政府相关职能部门主要承担的是医疗费用制衡体系构建相关政策的制定。政府相关职能部门在制定相关政策的时候，需要立足于医疗费用制衡体系构建协同治理的目标。为了更好地扮演在医疗费用制衡体系构建协同治理过程中的角色与功能，政府相关职能部门需要集中调配有限的财政收入以及人力、物力、财力。具体说来，优化协同治理，政府相关职能部门的角色与功能主要体现在以下三个方面：第一，当政府、市场、社会领域多方利益相关者的利益诉求产生巨大冲突时，为了有效解决矛盾，政府相关职能需要积极说服参与各方，消除敌对情绪，从而实现政府、市场、社会领域的利益最大化，最大限度上减少交易费用。第二，当某一利益相关者试图控制医疗费用制衡体系构建协同治理的发展方向时，政府相关职能部门需要为其他利益相关者提供资源方面的支持。第三，当社会组织、参保对象（患者）等利益相关者处于弱势地位时，政府相关职能部门需要关注弱势群体。

优化医疗费用制衡体系构建协同治理，政府、市场、社会领域多方利益相关者之间的权利平衡需要通过多种方式加以保障。首先，协同治理需要遵循一致同意或者少数服从多数的规则，以此保障政府、市场、社会领域多方利益相关者之间的权利平衡。其次，可以在保障医疗费用制衡体系构建协同治理发展目标的基础上，承认政府、市场、社会领域多方利益相关者各自的利益诉求，从而实现多方利益相关者之间的利益共赢。

二、构建科学合理的组织架构

医疗费用制衡体系构建协同治理中遇到的种种难题，传统的组织架构已经难以胜任。医疗保障局的成立，不仅整合了原来的医疗保险制度基础，将城镇职工基本医疗保险、城镇居民基本医疗保险、新型农村合作医疗保险等制度融合在一起，而且承担了病种分组、成本定价、权重设定等制度设计，同时承担了价格谈判、服务监管等责任。医疗保障局虽然具有绝对的组织、人力、信息优势，但是仍然未能有效地解决政府、市场、社会领域各方利益相关者良好伙伴关系的构建问题。为了优化医疗费用制衡体系构建协同治理领域的组织架构，需要充分考虑以下几个问题：医疗费用制衡体系构建协同治理的成员构成、制度设计、协同治理的目标。同时值得注意的是，好的组织结构需要随着内外部环境、成员结构以及医疗费用制衡体系构建阶段性目标的改变而做出适当的调整。

第八章

结论及展望

第一节　基本结论

健康中国背景下，医疗费用制衡体系的构建已成应有之义。如何抑制医疗费用的过快增长、不合理增长成为医疗费用制衡体系构建的重中之重。作为卫生政策体系的核心突破口，为了有效构建医疗费用制衡体系，医疗保险支付方式改革可发挥"牵一发而动全身"的作用。基于DRGs付费改革深入研究医疗费用制衡体系构建中问题，可助力医疗保险支付方式改革，推动医疗卫生体制深水区改革。

医疗费用制衡体系构建过程中产生了大量的信息费用、谈判费用、执行费用与监督费用，但是这些交易费用却被有意无意地忽略了。如何降低交易费用需要政府、市场、社会领域多方利益相关者共同协作，但是在实践层面，医疗费用制衡体系构建协同治理却遭遇了种种难题。那么，在医疗卫生费用控制、医疗服务绩效评价的基础上，加入交易费用的比较，如何选择医疗费用制衡方式？如何降低交易费用，实现医疗费用制衡体系构建协同治理？政府、市场、社会领域多方利益相关者之间的互动关系如何？基于此，本书围绕医疗费用制衡体系构建问题进行探讨，得出以下主要结论。

一是是否选择医疗费用制衡方式，需要综合考虑以下几个影响因素：医疗费用制衡方式能否实现对医疗卫生费用过快增长、不合理增长的有效控制，能否有效发挥对医疗服务机构等交易主体的激励作用，能否有效降低交易费用。在医疗卫生费用控制、医疗服务绩效评价的基础上，加入交易费用的比较，DRGs 付费模式相较于按服务项目付费模式、总额预付制模式、按病床日付费模式等医疗费用制衡方式而言，具有较强的制度优势。不过也正是由于交易费用的存在，DRGs 付费模式需要与单病种付费模式、按病种付费模式并存。在某一时间段内，DRGs 付费模式也需要与按服务项目付费模式、按病床日付费模式、总额预付制模式等医疗费用制衡方式并存，以此弥补自身存在的缺陷与不足。

二是在如何降低交易费用方面，美国医疗费用制衡体系构建、澳大利亚医疗费用制衡体系构建、德国医疗费用制衡体系构建的实践经验对于中国有着良好的经验借鉴：加强政府相关职能部门的领航作用，构建专属法律法规体系；完善市场的资源配置功能，优化协商谈判机制；强调社会组织的重要性，成立独立的中介机构。

三是中国在 DRGs 的学术探索、单病种付费模式、按病种付费模式的基础上，开始逐步探索 DRGs 付费模式的试点与推广。中国医疗费用制衡体系构建领域呈现出一定的协同治理特征：政府相关职能部门在医疗费用制衡体系构建协同治理中发挥着主导作用，市场机制为医疗费用制衡体系构建协同治理注入活力，社会组织在医疗费用制衡体系构建协同治理中的作用日趋增强。

四是现阶段中国医疗费用制衡体系构建协同治理面临种种难题：在政府层面，缺乏针对医疗费用制衡体系构建的专项法律法规，执行费用与监督费用居高不下；方案设计尚不合理，难以降低信息费用与谈判费用；各级政府的财政投入结构有待优化，信息费用有待进一步降低。在市场层面，逐利性与公益性之间的矛盾难以调和，谈判费用与执行费用居高不下；市场功效尚未得到充分发挥，信息费用、监督费用仍有下降空间；在社会层面，社会组织的独立性较差，降低交易费用的功效甚微；社会组织的专业性不足，降低交易费用的能力有待提升；在政府、市场、社会领域多方利益相关者的关系层面，政府相关职能部门的过多干预致使多方利益相关者之间关系不对等；当前的组织架构未能发挥网络联结的功能。

五是优化医疗费用制衡体系构建协同治理的具体路径包括：完善法律法规，可以大幅降低执行费用与监督费用，完善方案设计，有效降低信息费用与谈判费用，优化各级政府的财政支出结构，补齐信息短板，最大限度地降低信息费用；实现公益性与逐利性的平衡，有效降低谈判费用与执行费用，充分发挥市场的资源配置功能，有效降低信息费用与监督费用；加大对社会组织的扶持力度，使其真正具有独立性，切实降低交易费用，提高社会组织的专业性，增强其降低交易费用的能力；构建协同主体之间的良性伙伴关系，打破政府相关职能部门的单向管控，实现政府、市场、社会领域多方利益相关者之间的权力平衡，构建科学合理的组织架构。

第二节　研究展望

一、研究局限与不足

本书的研究重点在于医疗费用制衡体系构建问题研究。对医疗费用制衡方式的选择与医疗费用制衡体系构建的治理问题进行了深入剖析。

在医疗费用制衡方式的选择环节，在医疗卫生费用控制以及医疗服务绩效评价的基础上，引入交易费用的概念，对 DRGs 付费与其他医疗费用制衡方式进行比较。在医疗费用制衡体系构建治理环节，运用案例研究法，围绕医疗费用制衡体系构建协同治理领域中的多元主体互动、合作，通过半结构化访谈来完成资料搜集。本书对促进医疗费用制衡体系构建协同治理相关研究有一定的理论贡献，对更好地实现 DRGs 付费的试点与推广也具有一定的实践价值。但本书还存在明显的提升空间。

一是医疗费用制衡体系构建尚处于初级阶段，现阶段医疗费用制衡体系构建产生的交易费用会不断发生变化，医疗费用制衡体系构建协同治理呈现出来的状态也是阶段性的、短期性的。本书所得出的相关研究结果是否具有可持续性，还需要进一步的观察。

二是医疗费用制衡体系构建协同治理是一项颇为复杂的系统工程，它涉及政府、市场、社会领域的多方利益相关者，优化医疗费用制衡体系构建协同治理的可操作性还有待增强。

二、需要进一步研究的问题

一是对医疗费用制衡体系构建领域的交易费用与医疗费用制衡体系构建协同治理状态进行持续的追踪研究，对医疗费用制衡体系构建协同治理的未来发展方向密切关注，以此检验本书的主要研究结论是否具有可持续性。未来通过深入细致的调查，获得医疗费用制衡体系构建领域交易费用的第一手数据资料，为医疗费用制衡体系构建问题研究的进一步开展提供实证依据。可在前人工作的基础上，充分吸收国内外医疗费用制衡体系构建实证研究的结果，对医疗费用制衡体系构建领域的交易费用进行大规模系统深入的调查，并进行数据整理与分析。

二是思考优化医疗费用制衡体系构建协同治理的具体实现路径。伴随着医疗费用制衡体系构建范围的扩大，未来会有越来越多的私立医院、商业保险机构、软件公司、行业协会等利益相关者加入医疗费用制衡体系构建协同治理的推进过程中，本书还需就医疗费用制衡体系构建协同治理的具体实现路径进行深入思考，提高研究深度，推进医疗费用制衡体系构建研究理论向前深入，为探索适合中国医疗卫生发展特点的医疗费用制衡有效模式与管理策略奠定基础，需要利用动态预测的观点，立足于实证研究所揭示的不同经济发展水平地区医疗费用制衡体系构建的协同治理状况，对医疗费用制衡体系构建进行理论概括。

三是医疗费用制衡体系构建的量化研究有待开展。医疗费用制衡体系构建问题研究的价值虽然已为大家所接受和认可，但相关研究仍停留在理论层面上，鲜有学者提供可操作化的数理方法。如若 DRGs 付费模式能够顺利地扩展试点范围，实现更高层次的制度覆盖，相关的数据资料会逐渐丰富起来，可考虑进行相关的量化研究。可以基于数理模型构建，从微观角度构建医疗费用制衡精算模型，并特别注重操作过程中的路径问题。着重分析健康中国背景下医疗费用制衡体系构建的影响因素，并通过时间序列分析方法预测医疗费用制衡体系构建的未来发展方向。

参考文献

一、中文文献

专著

［1］弗鲁博顿，芮切特．新制度经济学：一个交易费用分析范式
［M］．姜建强，罗长远，译．上海：格致出版社，2015：130.

［2］邓大松，杨红燕．医疗保险与生育保险［M］．北京：人民出版
社，2013.

［3］翟绍果．从医疗保险到健康保障的偿付机制研究［M］．北京：
中国社会科学出版社，2014：70.

［4］弗鲁博顿，芮切特．新制度经济学：一个交易费用分析范式
［M］．姜建强，罗长远，等，译．上海：格致出版社，2015：37.

［5］葛延风，贡森，等．中国医改：问题·根源·出路［M］．北
京：中国发展出版社，2007.

［6］黄煌雄，沈美真，刘兴善．全民健保总体检［M］．台北：五南
图书出版股份有限公司，2012：612.

［7］李玲．健康强国：李玲话医改［M］．北京：北京大学出版社，
2010.

[8] 唐纳德·E. 坎贝尔. 激励理论：动机与信息经济学[M]. 王新荣, 译. 北京：中国人民大学出版社, 2013.

[9] 张朝阳. 医保支付方式改革案例集[M]. 北京：中国协和医科大学出版社, 2016.

[10] 赵斌. 中国原生的 DRGs 系统：病种（组）分值结算[M]. 北京：社会科学文献出版社, 2019.

期刊

[1] 常峰, 纪美艳, 路云. 德国的 G-DRG 医保支付制度及对我国的启示[J]. 中国卫生经济, 2016, 35（6）：92—96.

[2] 程念, 付晓光, 杨志勇, 等. 全国新型农村合作医疗支付方式改革现状及问题研究[J]. 中国卫生经济, 2014, 33（11）：26—28.

[3] 川渊孝一, 孟开. 日本国民医疗费用浅析[J]. 中国卫生产业, 2005（5）：76—77.

[4] 崔涛, 王洪源, 胡牧, 等. 澳大利亚 DRGs 在北京的实用研究[J]. 中华医院管理杂志, 2011, 27（11）：849—853.

[5] 邓小虹. 北京为什么选择 DRGs[J]. 中国社会保障, 2012, 15（8）：73—74.

[6] 邓小虹, 张大发, 吕飞宇, 等. 北京 DRGs-PPS 的组织实施[J]. 中华医院管理杂志, 2011, 27（11）：809—812.

[7] 邸宁, 欧维琳, 张明. DRGs 付费与单病种付费的区别与运用前景[J]. 医学信息, 2010（10）：3004—3005.

[8] 董朝晖. 130 个病种等待扩大和细化[J]. 中国卫生, 2018（5）：26—28.

[9] 甘银艳, 彭颖. 澳大利亚疾病诊断相关分组支付制度改革经验及启示[J]. 中国卫生资源, 2019, 22（4）：326—330.

［10］顾昕. 走向有管理的市场化：中国医疗体制改革的战略性选择［J］. 经济社会体制比较，2005（6）：18—29.

［11］顾昕. 中国医保支付改革的探索与反思：以按疾病诊断组（DRGs）支付为案例［J］. 社会保障评论，2019，3（3）：78—91.

［12］官波. 美国医保 DRG 支付方式对我国医保支付方式选择的启示［J］. 卫生软科学，2004，18（6）：283—286.

［13］郝晋，王力红，李小莹，等. DRGs 与传统指标在主诊组服务能力评价中的比较［J］. 中国医院管理，2016，36（5）：46—48.

［14］胡大洋，冷明祥，夏迎秋，等. 江苏省三种基本医疗保险支付方式改革与探索［J］. 中国医院管理，2011，31（2）：48—51.

［15］胡广宇，刘婕，付婷辉，等. 我国按疾病诊断相关分组预付费改革进展及建议［J］. 中国卫生政策研究，2017，10（9）：32—38.

［16］黄慧英. 诊断相关分类法在北京地区医院管理中的可行性研究［J］. 中华医院管理杂志，1994：10（3）：131—136.

［17］简伟研，卢铭，胡牧. 北京市按病组付费初期试点情况和效应分析［J］. 中国医疗保险，2015（3）：52—55.

［18］常峰，纪美艳，路云. 德国的 G-DRG 医保支付制度及对我国的启示［J］. 中国卫生经济，2016，35（6）：92—96.

［19］程念，付晓光，杨志勇，等. 全国新型农村合作医疗支付方式改革现状及问题研究［J］. 中国卫生经济，2014，33（11）：26—28.

［20］川渊孝一，孟开. 日本国民医疗费用浅析［J］. 中国卫生产业，2005（5）：76—77.

［21］崔涛，王洪源，胡牧，等. 澳大利亚 DRGs 在北京的实用研究［J］. 中华医院管理杂志，2011，27（11）：849—853.

［22］邓小虹. 北京为什么选择 DRGs［J］. 中国社会保障，2012，

15（8）：73—74.

[23] 邓小虹，张大发，吕飞宇，等.北京DRGs-PPS的组织实施[J].中华医院管理杂志，2011，27（11）：809—812.

[24] 邱宁，欧维琳，张明.DRGs付费与单病种付费的区别与运用前景[J].医学信息，2010（10）：3004—3005.

[25] 董朝晖.130个病种等待扩大和细化[J].中国卫生.2018（5）：26—28.

[26] 甘银艳，彭颖.澳大利亚疾病诊断相关分组支付制度改革经验及启示[J].中国卫生资源，2019，22（4）：326—330.

[27] 顾昕.走向有管理的市场化：中国医疗体制改革的战略性选择[J].经济社会体制比较，2005（6）：18—29.

[28] 顾昕.中国医保支付改革的探索与反思：以按疾病诊断组（DRGs）支付为案例[J].社会保障评论，2019，3（3）：78—91.

[29] 官波.美国医保DRG支付方式对我国医保支付方式选择的启示[J].卫生软科学，2004，18（6）：283—286.

[30] 郝晋，王力红，李小莹，等.DRGs与传统指标在主诊组服务能力评价中的比较[J].中国医院管理，2016，36（5）：46—48.

[31] 胡大洋，冷明祥，夏迎秋，等.江苏省三种基本医疗保险支付方式改革与探索[J].中国医院管理，2011，31（2）：48—51.

[32] 胡广宇，刘婕，付婷辉，等.我国按疾病诊断相关分组预付费改革进展及建议[J].中国卫生政策研究，2017，10（9）：32—38.

[33] 黄慧英.诊断相关分类法在北京地区医院管理中的可行性研究[J].中华医院管理杂志，1994：10（3）：131—136.

[34] 简伟研，卢铭，胡牧.北京市按病组付费初期试点情况和效应分析[J].中国医疗保险，2015（3）：52—55.

［35］简伟研，胡牧，崔涛，等．运用疾病诊断相关组进行临床服务绩效评价初探［J］．中华医院管理杂志，2006（11）：736—739．

［36］荆辉．住院费用单病种结算在医疗保险中的应用［J］．卫生经济研究，1998（7）：22．

［37］李大奇，范玉改．新农合支付方式改革的案例分析［J］．中国卫生政策研究，2016（12）：73—76．

［38］李乐乐，黄成凤，申丽君，等．玉溪市DRGs付费改革评估及对策建议［J］．中国医疗保险，2019（6）：39—42．

［39］李乐乐．健康中国战略下我国基本医疗保险支付方式改革政策评估［J］．宁夏社会科学，2019（5）：125—134．

［40］李润萍．云南禄丰：按疾病诊断相关分组付费［J］．中国卫生，2017（3）：65—66．

［41］李婷婷，顾雪非，冯奥，等．常熟市新农合按病种付费实施效果分析［J］．中国卫生经济，2010，29（5）：46—48．

［42］廖藏宜．医疗保险付费对医生诊疗行为的激励约束效果：经济学解释与政策机制［J］．财经问题研究，2018（3）：28—37．

［43］林倩，王冬．中国台湾DRGs支付制度介绍及借鉴［J］．中国卫生事业管理，2017，34（9）：643—645．

［44］陆勇．澳大利亚疾病诊断相关分组预付费模式运作机制及效果评价［J］．中国卫生资源，2011，14（5）：343—345．

［45］马进，徐刚，曾武，等．韩国医疗服务支付方式改革对我国的启示［J］．中国卫生经济，2004，23（4）：77—80．

［46］马骏．DRGs系统新模式的研究［J］．中国医院管理，1994，14（09）：10—13．

［47］马丽平．DRGs医疗保险费用支付方式在我国的应用及发展前

景[J].中国医院，2006（6）：20—22.

[48] 孟开，常文虎，张迎媛，等.日本医疗费用支付方式对我国建立预付制体系的启示[J].中华医院管理杂志，2007，23（12）：854—857.

[49] 孟庆跃.建设以人为本的卫生服务体系[J].中国卫生政策研究，2015，8（10）：1—4.

[50] 潘利.牡丹江病种付费14年费用控制见实效[J].中国医疗保险，2010（6）：45—46.

[51] 邱杰，董旭南，斯琴，等.新医改政策下公立医院实施DRGs-PPS的难点分析[J].中国卫生信息管理，2013，10（5）：452—455.

[52] 邵宁军，严欣.金华医保"病组点数法"付费改革成效评析[J].中国医疗保险，2018（4）：41—43.

[53] 苏岱，李浩森，陈迎春，等.三明市公立医院支付方式改革效果评价[J].中华医院管理杂志，2017，33（4）：271—274.

[54] 托马斯·曼斯基.医院DRGs系统：激励机制与管理策略[J].中国医疗保险研究动态资讯，2010（1）：18—23.

[55] 万华军，肖嵩，罗五金，等.我国单病种付费定义和理解误区之探讨[J].中国卫生经济，2008，27（12）：49.

[56] 王贺男，李芬，金春林，等.德国按疾病诊断相关分组付费制度改革经验及启示[J].中国卫生资源，2018，21（3）：275—279.

[57] 王留明，郎文，陶红兵.德国疾病诊断相关分组支付体系的利弊及启示[J].医学与社会，2013，26（11）：44—47.

[58] 王珊，杨兴宇，郎婧婧，等.全国按疾病诊断相关分组收付费在医院的应用探讨[J].中国医院管理，2017，37（6）：5—7.

[59] 王绍光.政策导向、汲取能力与卫生公平[J].中国社会科

学，2005（6）：101—120，207—208.

[60] 王小万.DRGs 方法的原理与评价[J].国外医学·社会医学分册，1990，7（2）：53—56.

[61] 吴丹.实行按病种付费利弊探讨[J].中国卫生资源，2010，13（5）：207—208，219.

[62] 谢宇，洪尚志，李娜，等.经济学视角下 DRGs 的应用条件及国内实践[J].中国医院管理，2019，39（2）：65—67.

[63] 徐小炮，尹爱田，王利燕.美国 DRGs 支付制度对我国医疗支付方式改革的启示[J].中国卫生经济，2007（3）：76—78.

[64] 徐勇勇，张音，潘峰，等.基于我国病案首页的病例组合方案与病例组合指数[J].中华医院管理杂志，2001，17（1）：34—37.

[65] 薛迪.按病种付费的发展与管理关键点[J].中国卫生资源，2018，21（1），27—31.

[66] 杨燕绥，关翎.医疗服务治理与医保人才需求[J].中国医疗保险，2017（8）：9—11.

[67] 杨燕绥，廖藏宜.医保助推三医联动重在建立机制：以金华医保为例[J].中国医疗保险，2017（9）：11—13.

[68] 杨迎春，巢健茜.单病种付费与 DRGs 预付模式研究综述[J].中国卫生经济，2008，27（6）：66—70.

[69] 詹初航，刘国恩.不要误读了"政府主导"[J].中国卫生，2006（9）：24—26.

[70] 张力，马健，董军，等.病例组合综合质量评价微机判定系统的设计与应用[J].解放军医院管理杂志，1999，6（6）：438—440.

[71] 张力，马健，李淑惠，等.病种质量费用监控方法研究[J].中国医院管理，1998，203（6）：27—29.

［72］张瑞迪．公立医院实施病例组合指数绩效评价的应用探讨［J］．中国医院管理，2016，36（3）：43—45.

［73］张薇薇，李国红，张超，等．DRGs作为上海市日间手术医疗保险支付方式的SWOT分析［J］．中国卫生经济，2015，34（7）：22—24.

［74］张歆，王禄生．按病种付费在我国新型农村合作医疗试点地区的应用［J］．卫生经济研究，2007（2）：20—21.

［75］赵云．按病种收费方式与按病种付费方式比较［J］．中国卫生事业管理，2013，30（11）：808—811.

［76］周瑞，金昌晓，乔杰，等．从北京市DRGs试点看医保费用支付方式改革方向选择［J］．中国医院管理，2013（3）：1—3.

［77］周宇，郑树忠，孙国桢．德国DRG付费制度的借鉴［J］．中国卫生资源，2004，7（4）：186—187.

［78］周宇，郑树忠，孙国桢．德国的DRG付费制度［J］．中国卫生资源，2004，7（3）：139—141.

［79］周韵砚，江芹，张振忠．欧美国家DRG相对权重计算方法分析［J］．中国卫生经济，2016，35（5）：94—96.

［80］朱士俊，鲍玉荣．医疗费用支付方式改革：DRGs简介［J］．中华医院管理杂志，2006（10）：664—665.

论文

［81］简伟研．医疗费用支付制度选择的研究［D］．北京：北京大学，2007.

［82］田培杰．协同治理：理论研究框架与分析模型［D］．上海：上海交通大学，2013.

［83］王雪蝶．疾病诊断相关分组付费改革的公共性问题研究［D］．

济南：山东大学，2021.

[84] 薛秋霁. 新农合按病种付费实现路径研究[D]. 武汉：华中科技大学，2014.

[85] 阎玲. 北京市医疗保险经办管理能力的提升[D]. 北京：首都经济贸易大学，2010.

二、英文文献

专著

[1] Australia Department of Health and Aging. The Review of the AR-DRG Classification System Development Process[M]. Australia：Price Water House Coopers，2009.

[2] Fetter R B. DRGs，Their Design and Development[M]. Health Administration Press，1991.

[3] Grimaldi PL，Micheletti JA. Diagnosis Related Groups：a Practitioner's Guide[M]. Pluribus Press，1982：38—41.

[4] Jeffrey Pfeffer，Gerald R. Salancik. The External Control of Organizations：a Resource Dependence Perspective[M]. New York：Harper and Row，1978：258.

[5] John Donahue，Richard J Zeckhauser. Public－Private Collaboration/Robert Goodin，Michael Moran，Martin Rein. Oxford Handbook of Public Policy[M]. Oxford University Press，2008：469.

[6] Keon Chi. Four Strategies to Transform State Governance[M]. IBM Center for The Business of Government，2008：25.

[7] Madrid I，Velazquez G，Fefer E. Pharmaceuticals And Health Sector Reform In The Americas：An Economics Perspective[M]. Washington

Dc：Pan American Health Organization，1998.

［8］Marc J. Roberts，William Hsaio，Peter Berman et al. Getting Health Reform Right：a Guide to Improving Performance and Equity ［M］. Oxford University Press，2003：153—197.

［9］R. S. Morse，T. F. Buss et al. Innovations in Public Leadership Development［M］. Armonk：M. E. Sharpe，2008：79—100.

［10］Pepper D Culpepper. InstitutionalRules，Social Capacity，and the Stuff of Politics：Experiments in Collaborative Governance in France and Italy［M］. Harvard University，2003：3—29.

［11］Preker A. S.，Landenbrunner J. C. 明智的支出：为穷人购买医疗卫生服务［M］. 郑联盛，等，译. 北京：中国财政经济出版社，2006：93.

［12］Rodrigues J M . DRGs：Origin and Dissemination Throughout Europe ［M］//Diagnosis Related Groups in Europe. Springer Berlin Heidelberg，1993.

［13］Schneider P. Provider Payment Reforms：Lessons from Europe and America for South Eastern Europe［M］. Washington DC. ：The World Bank，2007.

［14］Simon Zadek. The Logic of Collaborative Governance：Corporate Responsibility，Accountability and the Social Contract［M］. Harvard University，2006：3.

［15］Vera D，Elsworthy A，Gillett S. AR－DRG Australia Refined Diagnosis Related Groups Version 8. 0 Definition Manual Volumel［M］. Sydney：Australian Consortium for Classification Development，2015：3—31.

［16］Williamson，O. E. The Economic Institutions Of Capitalism

［M］. The Free Press, 1985.

［17］ World Bank. Allocation And Purchasing In Developing Countries ［M］. Washington D. C. , 2004.

期刊

［1］ Aas I H. Incentives and Financing Methods ［J］. Health Policy, 1995, 34 (3): 205—220.

［2］ Agranotf, Robert. , Michael McGuire. Big Questions in Public Network Management Research ［J］. Journal of Public Administration Research and Theory, 2001, 11 (3): 295—326.

［3］ Anonymous. Medicare Diagnosis-Related Groups ［J］. Health Care Financing Review, 1996 (56): 8—10.

［4］ Ansell, Gash. Collaborative Governance in Theory and Practice ［J］. Journal of Public Administration Research and Theory, 2007 (18): 543—571.

［5］ Averill R F, Muldoon J H, Vertrees J C, et al. The Evolution of Casemix Measurement Using Diagnosis Related Groups (DRGs) ［J］. Wallingford: 3M Health Information Systems, 1998.

［6］ Baker J J. Medicare Payment System for Hospital Inpatients: Diagnosis-Related Groups ［J］. Journal of Health Care Finance, 2002, 28 (3): 1—13.

［7］ Barnum H, Kutzin J, Saxenian H. Incentives and Provider Payment Methods ［J］. The International Journal of Health Planning and Management, 1995 (10): 23—45.

［8］ Berta P, Callea G, Martini G, et al. The Effects of Upcoding, Cream Skimming andReadmissions on the Italian Hospitals Efficiency: a Population - Based Investigation ［J］. Economic Modelling, 2010, 27 （4）: 812—821.

［9］Beth A, Reid, Corinne, et al. Investigation of Leukaemia and Lymphoma AR-DRGs at a Sydney Teaching Hospital［J］. The Him Journal, 2005, 34 （2）: 34—39.

［10］Birch, DRGs U. K. Style: a Comparison of U. K. and U. S. Policies for Hospital Cost Containment and Their Implications for Health Status ［J］. Health Policy, 1988, 10 （2）: 143.

［11］Booher, D. E. Collaborative Governance Practices and Democracy ［J］. National Civic Review, 2004, 93 （4）: 32—46.

［12］Busse R, Geissler A, Aaviksoo A, et al. Diagnosis Related Groups in Europe: Moving towards Transparency, Efficiency and Quality in Hospitals? ［J］. BMJ, 2013 （346）: 3197.

［13］Butler P W, Bone R C, Field T. Technology Under Medicare Diagnosis-Related Groups Prospective Payment Implications For Medical Intensive Care［J］. Chest, 1985, 87 （2）: 229—234.

［14］Calem, P S, Rizzo, J A. Competition and Specialization in the Hospital Industry: An Application of Hotelling's Location Model［J］. Southern Economic Journal, 1995 （61）: 1182—1198.

［15］Casas M. Issues ForComparability Of DRG Statistics In Europe: Results From EuroDRG［J］. Health Policy, 1991 （17）: 121—132.

［16］Chris Ansell, Alison Gash. Collaborative Governance in Theory and Practice［J］. Journal Of Public Administration Research And Theory, 2007 （18）: 543—571.

［17］Coase, R. H. The Nature of the Firm［J］. Economica, 1937, 4

(16): 386—405.

[18] Coffey R M. Case-Mix Information in the United States: 15 Years of Management and Clinical Experience[J]. Case-Mix Quarterly, 1999, 18 (1): 13—26.

[19] Cutler DM. The Economics Of Health System Payment[J]. De Economist, 2006, 154 (1): 1—18.

[20] Dahlman, C. J. The Problem Of Externality[J]. Journal Of Legal Studies, 1979, 22 (1): 141—162.

[21] Drees A. Australian Refined Diagnosis Related, Groups [J]. Deutsche Medizinische Wochenschrift, 2000, 125 (51/52): 1554—1559.

[22] Ellis Rp, Mcguire Tg. Hospital Response to Prospective Payent: Moral Hazard, Selection and Practice-Style Effects[J]. Journal of Health Economics, 1996 (15): 257—277.

[23] Ellis, R. P, T. G. McGuire. Provider Behavior under Prospective Reimbursement Cost Sharing and Supply[J]. Journal of Health Economics, 1986, 5 (2): 129—151.

[24] Ellis, R. P. Creaming, Skimping and Dumping: Provider Competition on the Intensive and Extensive Margins[J]. JournaL of Health Economics, 1998 (17): 537—555.

[25] Fetter R B, Shin Y, Freeman J L, et al. Case Mix Definition By Diagnosis-Related Groups[J]. Medical Care, 1980, 18 (2): 1—53.

[26] Ford, Earl S. Explaining the Decrease in US Deaths from Coronary Disease, 1980—2000[J]. New Engl J Med, 2007, 35 (23): 2388—2398.

[27] Forgione D, Vermeer T. Toward an International Case Mix Index

for Comparisons in OCED Countries. Organization for Economic Cooperation and Development [J]. Journal of Health Care Finance, 2002, 29（2）: 38—52.

[28] Gravelle H, Masiero G. Quality Incentives in a Regulated Market with Imperfect Competition and Switching Costs: Capitation in General Practice[J]. Journal of Health Economics, 2000（19）: 1067—1088.

[29] Hao Yu. Universal Health Insurance Coverage for 1. 3 Billion People: What Accounts for China's Success? [J]. Health Policy, 2015, 119 （9）: 1145—1152.

[30] Huxham, C and Siv Vangen. Doing Things Collaboratively: Realizing the Advantage or Succumbing to Inertia? [J]. Organizational Dynamics, 2004, 33（2）: 190—201.

[31] Huxham, Chris. Theorizing Collaboration Practice[J]. Public Management Review, 2003（5）: 401—423.

[32] Imperial, Mark T. Using Collaboration as a Governance Strategy: Lessons from Six Watershed Management Programs[J]. Administration and Society, 2005, 37（3）: 281—320.

[33] Jody Freeman. Collaborative Governance in the Administrative State[J]. UCLA Law Review, 1997（10）: 14.

[34] Kirk Emerson, Tina Nabatchi, Stephen Balogh. An Integrative Framework of Collaborative Governance[J]. Journal of Public Administration Research and Theory, 2012（22）: 1—29.

[35] Klein H U, Scheller K D. Policy Trends and Reformsin the German DRG – Based Hospital Payment System[J]. Health Policy, 2015, 119（3）: 252—257.

［36］ Krawelski J. E. The Effects Of Medical Group Practice And Physician Payment Methods On The Cost Of Care［J］. Health Services Research, 2000, 35（3）: 591—613.

［37］ Listed N A. Health Care in America: Your Money or Your Life ［J］. Economist, 1998, 346（8058）: 23—24, 26.

［38］ Mistichelli J. Diagnosis Related Groups（DRGs）and the Prospective Payment System: ForecastingSocial Implications［J］. Georgetown Edu, 2001.

［39］ Moe, Ronald C. Exploring the Limits of Privatization［J］. Public Administration Review, 1987, 47（6）: 453—460.

［40］ Park M, Braun T, CarrinG, et al. Provider Payments and Cost-Containment: Lessons from OECD Countries［J］. Technical Briefs for Policy Makers, 2007.

［41］ Pearson S D, Kleefield S F, Soukop J R, et al. Critical Pathways Intervention To Reduce Length Of Hospital Stay［J］. Am J Med, 2001, 110（3）: 175—180.

［42］ Penson, David F. Re: Health Care Cost Containment Strategies Used in Four Other High-Income Countries Hold Lessons for the United States ［J］. The Journal of Urology, 2013, 190（6）: 2212—2213.

［43］ Puneet K Singhal. Quality of Drug Treatment of Childhood Persistent Asthma in Maryland Medicaid Recipients in Transition from Managed Fee for Service to Managed Capitation［J］. CMCP, 2007, 13（4）: 310.

［44］ Ralph A. Catalano. The Impact of Capitated Financing on Psychiatric Emergency Services［J］. Psychiatric Services, 2005, 56（6）: 685—690.

［45］ Renee S Leary, Mary E Johantgen, Dean Farley, et al. A11 Payer

Severity AdjustedDiagnosis Related Groups：a Uniform Method to Severity Adjust Discharge Data［J］. Top Health Inform Manage，1997，17（3）：60—71.

［46］Rimler S B，Gale B D，Reeded L. Diagnosis Related Groups and Hospital Inpatient Federal Reimbursement［J］. Radio Graphics，2015，35（6）：1825—1834.

［47］Schrey G G J，Tiemann O，Busse R. Cost Accounting to Determine Prices：How Well do Prices Reflect Costs in The German DRG-System?［J］. Health Care Management Science，2006，9（3）：269—279.

［48］Siv Vangen，Chris Huxham. Enacting Leadership for Collaborative Advantage：Dilemmas of Ideology and Pragmatism in the Activities of Partnership Managers［J］. British Journal of Management，2003（14）：61—76.

［49］Terry L Cooper，Thomas A Bryer，Jack W Meek. Citizen Centered Collaborative Public Management［J］. Public Administration Review，2006（66）：76—88.

［50］Thomson，Ann，Perry，et al. Collaboration Processes：inside the Black Box［J］. Public Administration Review，2006，66（1）：20—32.

［51］Tieman J. It Was 20 years ago Today［J］. Modern Healthcare，2003，33（39）：6—10.

［52］Waikeung Tam. Organizational Corruption by Public Hospitals in China［J］. Crime，Law And Social Change.，2011，56（3）：265—282.

［53］Wilson S H. Methods for theEconomic Evaluation of Health Care Programmes［J］. Journal of Epidemiology and Community Health，1987，41（4）：355.

报告

[1] OECD. The Reform of Health Care: a Comparative Analysis of Seven OECD Countries [R]. Paris: Organisation for Economic Cooperation and Development, 1992: 19—27.

电子资源

[1] Quentin M. Hospital Payment And DRGs In Germany [EB/OL]. https://www.mig.tuberlin.de/fileadmin/a38331600/2014.lectures/warsaw_ 2014.03.18_ wq_ G-DRGs.pdf.